AF469023

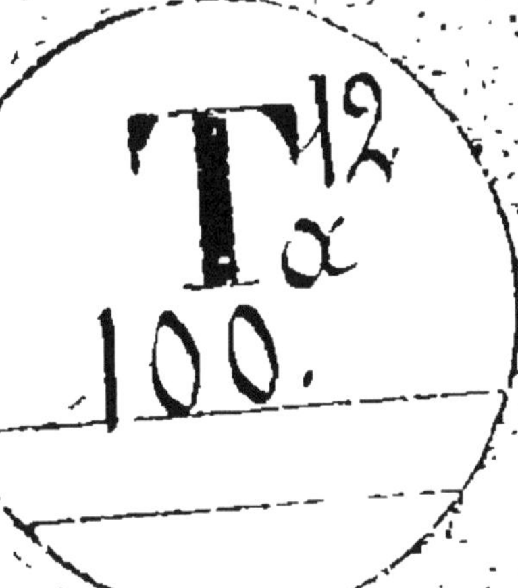
T 12
α
100.

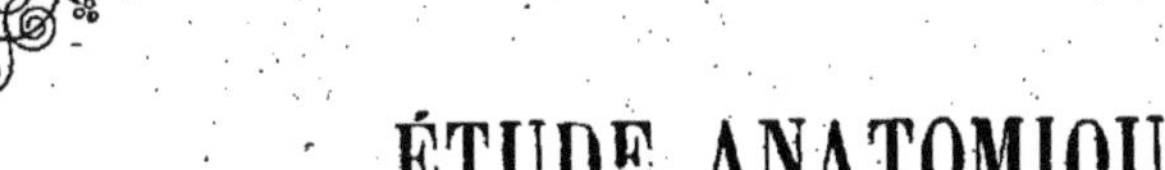

ÉTUDE ANATOMIQUE

DES

GLANDES SUDORIPARES

PAR

A. FICATIER

Docteur en Médecine de la Faculté de Paris

ANCIEN ÉLÈVE DE L'ÉCOLE DES HAUTES-ÉTUDES

MEMBRE DE LA SOCIÉTÉ ZOOLOGIQUE DE FRANCE

AUXERRE

IMPRIMERIE, LIBRAIRIE ET LITHOGRAPHIE ALBERT GALLOT

Imprimeur de la Préfecture et des Chemins de fer de l'État, rue de Paris, 47

1881

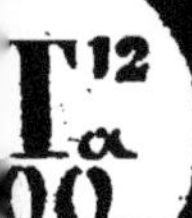

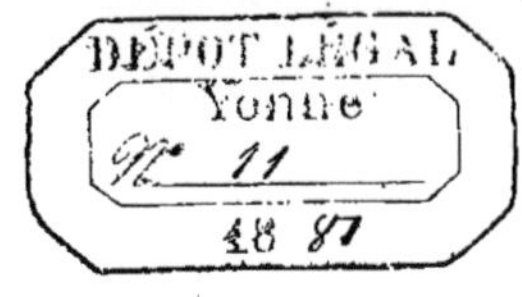

ÉTUDE ANATOMIQUE

DES

GLANDES SUDORIPARES

ÉTUDE ANATOMIQUE

DES

GLANDES SUDORIPARES

PAR

A. FICATIER

Docteur en Médecine de la Faculté de Paris

ANCIEN ÉLÈVE DE L'ÉCOLE DES HAUTES-ÉTUDES

MEMBRE DE LA SOCIÉTÉ ZOOLOGIQUE DE FRANCE

AUXERRE

IMPRIMERIE, LIBRAIRIE ET LITHOGRAPHIE ALBERT GALLOT

Imprimeur de la Préfecture et des Chemins de fer de l'État, rue de Paris, 47

1881

A MA GRAND'MÈRE.

A MES PARENTS.

A MES AMIS.

A mon Maître et Président de Thèse:

MONSIEUR LE PROFESSEUR ROBIN

Membre de l'Institut.

A MONSIEUR BOUCHARDAT,

Professeur d'Hygiène à la Faculté de Médecine de Paris.

A MES MAITRES:

M. G. POUCHET,

Professeur d'Anatomie comparée au Muséum d'Histoire naturelle

M. O. CADIAT,

Agrégé à la Faculté de Médecine de Paris.

A mes excellents Maîtres et Amis:

F. TOURNEUX,

Professeur d'Histologie à la Faculté de Médecine de Lille.

M. LE DOCTEUR HERRMANN,

Préparateur du Cours d'Histologie de la Faculté de Médecine de Paris.

INTRODUCTION.

Les nouvelles recherches entreprises dans l'étude physiologique de la sécrétion sudorale par MM. Vulpian et Straus, en France, Keudall et Luchsinger, Ostroumoff et Nawrocki, en Allemagne, nous ont déterminé à étudier le plus complétement possible la structure des glandes sudoripares et à rechercher dans leur constitution intime l'explication des divers phénomènes observés.

Malgré les récents travaux publiés à ce sujet, nous avons cru, néanmoins, en faire le sujet de notre thèse inaugurale, en groupant dans une même étude, les faits déjà observés, la vérification de ces derniers et en y ajoutant le résultat de nos observations personnelles.

Strictement bornés dans ce travail au terrain anatomique, nous laisserons à d'autres, plus compétents, le soin d'étudier la physiologie et la pathologie des glandes sudoripares; questions difficiles, encore peu connues et qui demandent de longues et laborieuses recherches.

Cette étude anatomique sera divisée en sept chapitres. Le premier sera consacré à un historique aussi complet que possible; le second à des considérations préliminaires sur l'anatomie et l'histologie des glandes sudoripares; le troisième à l'anatomie descriptive des glandes en tube de la peau de l'homme. Dans le quatrième chapitre, nous aborderons l'étude histologique de ces glandes, que nous diviserons en quatre paragraphes :

§ I. — Structure générale des glandes sudoripares ;

§ II. — Structure des glandes sudoripares ordinaires ;

§ III. —Su rıcture des glandes axillaires et de leurs analogues ;

§ IV. — Structure des glandes cérumineuses et des glandes de Moll.

Le chapitre cinquième sera consacré à l'étude des glandes sudoripares chez les divers animaux que nous avons pu observer ; le sixième traitera du développement de ces organes, et le septième sera consacré à un résumé critique de la question ainsi qu'à nos conclusions.

Avant d'entrer dans notre sujet, qu'il nous soit permis de remercier ici ceux de nos maîtres qui ont bien voulu nous aider de leurs conseils, ainsi que mon excellent ami, M. le docteur Herrmann, qui a fort obligeamment mis à notre disposition le résultat de ses recherches personnelles ainsi que ses nombreuses préparations.

Adr. FICATIER.

CHAPITRE PREMIER.

HISTORIQUE.

En examinant attentivement les travaux publiés jusqu'à nos jours sur les glandes sudoripares, on trouve que l'histoire anatomique de ces glandes peut se diviser en trois périodes suivant les résultats obtenus. La première de ces périodes va des temps anciens jusqu'à Breschet et Roussel de Vauzême, elle correspond à l'histoire des pores de la peau; la seconde période va de Roussel de Vauzême et Breschet au mémoire d'Heynold; c'est-à-dire depuis la découverte des glandes sudoripares, l'étude et la description de leur conduit excréteur et de la glande enroulée jusqu'à la troisième période qui comprend les derniers résultats fournis par les ressources de la technique histologique et le perfectionnement des moyens d'investigation.

L'histoire de la première période des glandes sudoripares n'a pas d'origine très éloignée, elle a, du reste, cela de commun avec celle de tous les organes dont l'étude a nécessité l'emploi du microscope. Les anciens ne connaissaient pas ces glandes et considéraient la production de la sueur comme une exagération de ce qu'ils appelaient la perspiration insensible ou exhalation cutanée; aucun de leurs ouvrages ne mentionne l'existence d'organes pouvant concourir à cette fonction.

La découverte des *pores de la peau* fut le premier pas que fit la science dans la question. Nicolas Sténon fut le premier qui, en 1683, soupçonna l'existence de l'appareil sudoripare; l'année suivante, Grew crut aussi à sa présence, mais ces deux auteurs avouent n'avoir jamais vu les organes qui le composent.

Ce n'est qu'en 1717 que Leeuwenhoeck dans (*Epistol. phys. super. complur. naturæ arcana*), annonça avoir découvert, à l'aide du microscope, les orifices ou pertuis naturels qui donnaient issue à la sueur; mais la quantité exagérée qu'il admettait nous semble prouver aujourd'hui qu'il voyait tout autre chose que les orifices extérieurs des glandes sudoripares. Cet auteur, en effet, publia qu'il avait trouvé sur une ligne carrée de peau une moyenne de 14,400 ouvertures. Ces chiffres sont certainement le résultat d'une imagination complaisante, et nous verrons dans la suite que les opinions de Blumenbach et d'Eichorn qui accusaient Leeuwenhoeck d'avoir commis une grosse erreur, sont absolument fondées.

Kaw décrivit ensuite des filaments assez ténus qu'il considéra comme des conduits sudoripares, se rendant de l'épiderme au corps muqueux de Malpighi et indique le procédé le plus simple pour les apercevoir. Ce procédé consiste à détacher avec précaution l'épiderme d'un morceau de peau qui commence à se putréfier. W. Hunter a décrit ensuite et figuré ces filaments déliés, transparents, incolores, élastiques, et les a considérés comme les canaux de la sueur. Bichat et Chaussier qui les avaient aussi observés eurent une opinion toute contraire, ils les regardèrent comme des vaisseaux absorbants.

Du reste, les opinions varièrent avec les observateurs, Monro crut qu'ils étaient de nature nerveuse; Fontana qui avait bien vu leur forme spiroïde dans l'épiderme, les appela vaisseaux contournés; de Humbold refusa à son tour d'admettre cette dénomination et pensa que ces filaments n'étaient autre chose que de simples replis de la peau.

Gaultier à son tour donna une description de ces *vaisseaux exhalants* et détermina leur trajet. Il les fit partir des bourgeons sanguins de la peau pour s'ouvrir en dehors en traversant l'épiderme. Cet observateur avait bien reconnu le siége de ces orifices dans les petites excavations qui existent sur le dos des sillons où il avait remarqué des gouttelettes d'un fluide limpide. Il compta aussi le nombre de ces petites excavations et reconnut qu'il s'en trouvait de 4 à 6 par ligne. Nous voilà bien loin déjà du chiffre formidable assigné par Leeuwenhoeck. Ces conduits correspondaient chacun à un bourgeon sanguin; ces bourgeons sanguins ne sont autre chose que les papilles du derme.

G. Prochaska admet plusieurs ordres de vaisseaux dans la structure de la peau; un ordre de ces vaisseaux paraît être les vaisseaux sudorifères; nous reproduisons, du reste, quelques phrases de son mémoire qui semblent l'indiquer assez clairement :

« *In vola manus, planta pedis et apicibus digitorum*
« *illud rete densius est, ex quo pari ratione vascula tenuis-*

« *sima papillas cutaneas petunt. Papillæ hæ conicæ in* « *lineas spirales dispositæ sunt, est ita in quavis linea* « *duplex series papillarum habeatur, inter quas exigui* « *hiatus aut interstitia observantur, parvis osculis in epi-* « *dermide visibilibus respondentes, quibus, quum manus* « *sudat, sudoris guttas insidere observamus.* »

L'auteur fait en outre observer fort judicieusement que ce ne peuvent être là la terminaison des artères :

« *Finium arteriarum oscula, quæ materiam transpira-* « *tionis exhalare dicuntur, injectiones non comprobant,* « *quia omnia vasa absque ulla interruptione retia sua* « *texunt, et si quæ in papillis fine cæco terminantur, illa* « *materies colorata non penetrasse videtur.* » (Prochaska. — Desquisitio anatomico-physiologica organismi corporis humani, etc., *Viennæ*, 1812.)

Suivant Mojon, la surface extérieure de l'épiderme offre à observer une grande quantité de pores qui s'ouvrent obliquement entre les écailles et entre les fibres. Ces pores sont de deux sortes ; les uns serviraient à l'absorption et les autres à la transpiration. Il découle de ces derniers chez les enfants à la mamelle une humeur propre à empêcher le dessèchement de l'épiderme. Chez les animaux qui vivent dans l'eau, comme les poissons et les cétacés, cette humeur serait un gluten huileux. (Mojon. — Osservazioni notomico-fisiologiche sul l'epidermide, p. 19, Genova. — 1820.)

Les observations d'Albinus, de Cruikshank, de de Humboldt (de Humboldt. — *Versuche uëber die Gereizte Muskel und nervenfren.* — t. I, p. 155.) n'ont pas démontré l'existence des pores de la peau.

Seiler (*Anat. physiol. Realworterbuch*, etc.) et Béclard (*Eléments d'anatomie générale de l'homme*, p. 283, Paris. — 1823.) n'ont pas été plus heureux ; Seiler en enlevant l'épiderme avec un rasoir sur un animal en sueur, et Béclard en chargeant un lambeau d'épiderme d'une colonne de mercure de 0m 760. Béclard avait fort bien fait la distinction qu'il y a entre les pertuis par où s'écoule la sueur et se fait la transpiration, et ceux qui dépendent des poils ; il dit du reste fort clairement qu'on voit à la surface libre de la peau de petites ouvertures rondes, distribuées très irrégulièrement et abondantes, surtout à la face, ce sont les orifices des follicules sébacés ; et d'autres ouvertures, plus petites encore, microscopiques, ou des porosités apparentes de l'épiderme, mais qui ne sont que des enfoncements terminés en cul-de-sac.

Enfin d'autres anatomistes, afin de résoudre la question et n'admettant ni l'existence des canaux sudorifères, ni d'orifices de ces conduits à la surface de la peau, prétendirent qu'ils n'étaient pas nécessaires. Telle fut l'opinion de Blumenbach (*Instit. physiol.*), de J.-F. Meckel (*Manuel d'Anat. gén. descript. et path.*, traduit par A.-S.-L. Jourdan et G. Breschet. — Paris, 1825), de Rudolphi (*Abhandlungen der Kœnigl. Akad., Zu Berlin*, 1814-1817, etc.), de Heusinger (*Sytem der Histologie*, t. I), etc., etc.

Hildebrant croit à l'existence des pores de la peau d'après l'exhalation de la sueur elle-même ; *Eichorn* lui adressa à ce sujet (Eichorn. — *Loc. cit.*) des reproches où nous ne voyons rien de bien fondé.

Schroëter, graveur à Leipsick, a donné une figure assez exacte de la disposition des orifices cutanés des conduits sudorifères, mais le texte de son mémoire ne répond pas aux figures. (SCHROETER, *Das Menschliche Gefühl oder Organ Getatcs, nach den Abbildungen mehrerer, Beruchmten Anatomem dargestellt*; 1814, in-folio. — Leipsick.)

Delle Chiaje, célèbre zoologiste italien, n'admit pas non plus d'ouvertures à l'épiderme (*Osservazioni sulla struttura del l'epidermide umana. Memoria de Stefano Delle Chiage*, p. 16, Napoli ; 1827).

Il faut arriver jusqu'à Eichorn de Gottingue (Archives de Meckel. *Des exhalations qui se font par la peau et des voies par lesquelles s'opèrent ces exhalations)* pour avoir quelques données un peu satisfaisantes sur les perforations de l'épiderme et sur les canaux sudorifères. Ces recherches sont d'un grand intérêt quoique ce physiologiste ait commis plusieurs erreurs. Suivant lui, s'il est difficile d'apercevoir les orifices terminaux des canaux sudoripares, cela tient à deux circonstances : 1o on ne les a probablement recherchés que pendant l'hiver, et, à cette époque, ils sont affaissés ainsi que les canaux, parce qu'alors la sueur ne les traverse pas ou rarement ; 2o ils sont obliquement situés et non perpendiculaires à la surface de la peau. Il faut donc, dit-il, les rechercher pendant la saison chaude, et de plus, comme ils sont obliques, incliner un peu la lentille de l'instrument grossissant pour rencontrer leur plus large ouverture. Cette dernière condition est si importante suivant lui, qu'il suffit d'une loupe simple pour les apercevoir, tandis que M. de Humbold avait inutilement employé un microscope dont le grossissement était le plus considérable possible. En outre, cet auteur donne le conseil, si on veut répéter l'expérience sur la peau d'un cadavre, de faire macérer le tissu dans l'eau chaude, afin d'obtenir un léger décollement de l'épiderme. En définitivé, Eichorn admet des canaux sudoripares droits, mais rampant obliquement sous l'épiderme pour venir s'ouvrir obliquement à la surface par un orifice infundibuliforme. Cet orifice aboutit, suivant lui, au sommet des éminences disposées en lignes régulières, et que tous les anatomistes considèrent comme les papilles.

Telle ne serait pas la disposition des vaisseaux sudorifères, d'après Breschet et Roussel de Vauzême, qui furent néanmoins les premiers qui virent ces glandes, en 1834. Cette découverte fut annoncée presque simultanément en France par ces deux auteurs, et en Allemagne par Purkinge et Wenot. De légères polémiques s'élevèrent alors entre eux pour savoir à qui reviendrait la priorité de ces recherches.

Nous arrivons donc à la deuxième période de l'histoire des glandes sudoripares ; c'est-à-dire, comme nous l'avons déjà mentionné au commencement de cet historique, à la découverte de l'organe secréteur de la sueur. La question entre dans une voie nouvelle, et les recherches vont, dès lors, porter sur les diverses parties qui constituent cet organe, c'est-à-dire sur sa structure intime.

En 1834, Breschet et Roussel de Vauzême publièrent dans les Annales des Sciences naturelles, un mémoire sur les appareils tégumentaires des animaux. Un des chapitres de ce mémoire traite de la question qui nous occupe, c'est-à-dire de l'appareil diapnogène et des canaux sudorifères et hydrophores. La glande sudoripare proprement dite, y est décrite comme ayant la forme d'un sac légèrement renflé, entouré de nombreux capillaires d'où part un canal spiroïde qui poursuit son trajet dans le derme, et en sort par l'infundibulum situé entre les papilles ; de là, il se dirige obliquement dans l'épaisseur de la couche cornée, sous forme de tire-bouchon ou de serpentin d'alambic, jusqu'en dehors de l'épiderme où sa terminaison est indiquée par la légère dépression où espèce de pore qu'on remarque sur le dos des lignes saillantes épidermiques. Ces mêmes auteurs décrivent encore une petite soupape fermant extérieurement l'orifice du conduit sudorifère et sa soulevant au moment où une gouttelette de sueur va sourdre de l'épiderme ?

Wenot et Purkinge ont aussi décrit les canaux en spirale, mais sans avoir reconnu le corps glanduleux qui sécrète la sueur ; ils décrivent ces canaux comme des filaments disposés en spire dans l'épaisseur de la courbe cornée, filaments qui auraient un canal central. Le mérite de la découverte de la glande sudoripare proprement dite reste donc à Breschet et Roussel de Vauzême qui signalèrent les premiers, les relations du canal excréteur et de la glande elle-même.

Ces glandes furent revues depuis par Gurlt qui découvrit les glandes sébacées, en 1835. Cet auteur alla plus loin dans ses recherches que ceux qui le précédèrent. Il vit que la glande sudoripare n'était pas seulement formée d'une partie renflée et d'un conduit excréteur, mais encore que cette partie renflée était constituée par un tube unique replié un nombre considérable de fois sur lui-même.

Malgré ces diverses recherches, intéressantes à beaucoup de points de vue, l'existence des glandes sudoripares a été niée par Giraldès qui fit ses études sur la peau de la baleine et du dauphin, ainsi que sur la peau de la plante des pieds et de la paume des mains, laquelle est, suivant cet auteur, la seule convenable pour une telle investigation. Il a rendu ces portions de peau transparentes et en a pris des tranches d'épaisseur différente ; il les a examinées sous l'eau et sur de simples lames de verre et avec des grossissements de divers degrés. De quelque manière qu'il ait fait cet examen, il n'a pu distinguer de vaisseaux sudoripares, tandis qu'il a parfaitement reconnu de la sorte les nerfs de la peau qu'il a pu suivre jusqu'aux papilles ; il paraît même que ce sont ces ramifications nerveuses qui ont été prises pour des vaisseaux. Ces filaments nerveux sont quelquefois enveloppés de petites granulations graisseuses qui simulent par leur agglomération un corps glanduleux, en sorte que le filet nerveux qui s'en dégage pour se rendre aux papilles du derme, ressemble assez à un canal qui sortirait d'une glande, et l'analogie d'aspect est d'autant plus trompeuse que ces granulations graisseuses sont blanches et translucides ; mais en poursuivant plus loin ces recherches microscopiques, on constate d'une manière évidente que le filament nerveux qui simulait le canal d'une glande, traverse simplement cette petite agglomération graisseuse, et s'anastomose avec d'autres filets de même nature.

Nous voyons d'après ce résumé des recherches et des descriptions de Breschet, Roussel de Vauzême et de Giraldès, que ces différents auteurs ont vu les mêmes organes, mais que l'erreur du dernier vient de sa fausse interprétation. Il est bon d'ajouter ici que d'après une note du Dictionnaire encyclopédique des Sciences médicales, Giraldès paraît être revenu depuis sur sa première interprétation.

M. le professeur Robin reprenant depuis cette étude

présente à l'Institut le 8 décembre 1845 une note sur une espèce particulière de glandes de la peau de l'homme. Cette nouvelle espèce de glandes se trouve en très grand nombre au sommet du creux axillaire et en nombre beaucoup moins considérable au pli de l'aine ; ces organes sont constitués par un tube simple terminé en cul-de-sac enroulé un grand nombre de fois sur lui-même, de manière à former un petit lobule ayant 1 millimètre de diamètre. Ces glandes sont réunies par groupes de deux ou trois et visibles à l'œil nu lorsqu'on incise la peau et le tissu adipeux du creux axillaire. M. Robin s'appuie sur les caractères suivants pour distinguer ces dernières glandes des glandes sudorifères proprement dites : les glandes sudorifères ne sont jamais réunies par groupes de deux ou trois, leur teinte n'est pas rougeâtre et elles ne sont pas visibles à l'œil nu ; leur tube enroulé a un diamètre trois ou quatre fois moins considérable, et la masse glandulaire qui est aussi cinq ou six fois moindre, ne contient pas cette substance jaunâtre finement granuleuse qu'on rencontre spécialement dans les glandes ci-dessus qu'on peut rapprocher par leur structure des glandes sudorifères, mais qui s'en séparent par leur couleur jaunâtre, par leur transparence, leur volume, et l'enroulement du tube qui est manifestement moins serré. Ces glandes sont aussi différentes par leurs fonctions. La sueur des glandes de l'aisselle est plus acide et d'une odeur beaucoup plus prononcée que dans les autres parties du corps. Le creux axillaire contient ces deux espèces de glandes qui se trouvent mélangées les unes aux autres à peu près en nombre égal.

M. le professeur Robin continua depuis ses recherches à ce sujet et présenta à la Société de Biologie, en 1849, des points nouveaux sur la structure des glandes du creux de l'aisselle. Il décrivit l'épithélium tapissant la face interne du tube enroulé, et indiqua des différences entre ces glandes de l'aisselle et celles du pli de l'aine, du scrotum chez l'homme, et des grandes lèvres chez la femme.

Les traités classiques d'anatomie et d'histologie publiés depuis lors ont reproduit ces diverses recherches ainsi que celles fort importantes de Kolliker sur la question, et décrit la structure des glandes sudoripares. et les premières données sur leur développement. Des recherches anatomo-pathologiques firent découvrirent alors des tumeurs spéciales aux glandes sudoripares, épithéliomas, adénômes, etc. ; M. le professeur Verneuil eut le premier le mérite à cette occasion de décrire l'hypertrophie épithéliale des glandes sudoripares, et publia en octobre 1854 le résultat de ses observations à ce sujet dans les archives générales de médecine. Remak, Forster et Lotzbeck en Allemagne s'occupèrent aussi des mêmes questions.

La connaissance de la structure générale des glandes qui secrètent la sueur amena les physiologistes à s'occuper de la secrétion de la sueur et de l'innervation des glandes sudoripares. Une grande quantité de travaux furent publiés sur cette question en France et en Allemagne, et aujourd'hui encore les recherches se poursuivent dans les deux pays pour la résoudre. La composition chimique de la sueur fut aussi l'objet des recherches des chimistes, et nous verrons dans la suite qu'elle n'est pas aujourd'hui complétement connue.

Le développement des glandes sudoripares a été publié dans presque tous les Traités généraux d'anatomie et d'histologie, mais c'est sans contredit Kolliker qui publia les plus belles recherches sur ce point. Morel, dans son Traité élémentaire d'histologie humaine, normale et pathologique, a donné, quoique d'une manière fort succincte, une bonne étude sur le développement de ces glandes.

C'est à Heynold que l'on doit d'avoir groupé les faits épars avant lui. Cet histologiste décrit ainsi le conduit excréteur des glandes sudoripares : « des cellules de tissu conjonctif avec un noyau allongé entourant le tube et formant plusieurs couches concentriques, puis une mince paroi propre tapissée d'un épithélium avec une cuticule comme celle de l'intestin ; cet épithélium ne contient ni granulations ni sphères graisseuses. » Comme nous le verrons par la suite, cet auteur donne une bonne description du canal excréteur. La cuticule des cellules épithéliales, lorsqu'on la voit de champ, est parfaitement limitée suivant les dimensions des cellules qu'elle recouvre. Elle est rendue très visible par les sels de chrôme et à peine brunie par l'acide osmique. Dans la couche de Malpighi, elle est encore très visible, puis au moment où les cellules de la paroi deviennent troubles et granuleuses, elle se fendille puis est remplacée plus loin par une couche se colorant en noir par l'action de l'acide osmique et formée par la partie superficielle et cornée des cellules. Si on descend vers le glomérule, on voit que le conduit excréteur contribue notablement à sa formation en s'élargissant tout à coup ; son épithélium stratifié se continue avec une couche unique de cellules cylindriques soutenue par une autre couche de fibres musculaires lisses reposant elle-même sur le tissu lumineux. L'auteur dit avoir trouvé un épithélium simple et une couche de fibres musculaires lisses sur toutes les glandes. D'après lui, tous les tubes secréteurs des glandes pelotonnées ont une musculature très developpée, un épithélium cylindrique simple sans cuticule, limité par un bord net vers la lumière du tube ; tous les tubes excréteurs sont dépourvus de fibres musculaires et sont tapissés par un épithélium stratifié cubique dont la couche la plus interne supporte une cuticule distincte. Les observations de cet auteur portèrent ensuite sur les glandes de la peau du creux axillaire et il décrit alors deux espèces de glandes dans cette région : 1° des glandes sudoripares ordinaires placées superficiellement avec un conduit court semblable à celui des autres glandes de la peau avec lesquels elles ressemblent en tout point ; des autres grosses glandes axillaires de nature spéciale avec des fibres musculaires lisses très développées placées longitudinalement et non en spirale comme dans les tubes des glandes ordinaires. Lorsqu'on dissocie les cellules, on voit à leur partie basilaire de fins prolongements qui entourent les fibres musculaires et vont ensuite se fixer au tissu conjonctif. Heynold étudia en outre les glandes du conduit auditif externe ou glandes cérumineuses dont il décrit la structure intime. Du reste, nous aurons l'occasion de citer souvent cet auteur dans le courant de notre travail, et ses descriptions seront reprises plus en détail.

Au point de vue de l'anatomie comparée, M. Colin cite en 1873, dans son Traité de Physiologie comparée des animaux, comme étant très volumineuses les glandes inguinales du cheval et du mouton ; les glandes sudoripares du chien seraient au contraire fort petites, excepté pourtant à la peau qui recouvre les coussinets plantaires. Le glomérule est très allongé chez le mouton, ovale au scrotum du cheval et à la face plantaire du chien ; il constitue au lieu d'une pelotte une petite capsule ovoïde dans le bœuf et sur la plus grande partie de la peau des carnivores.

E. Horschelman, élève de Stieda, trouva des glandes sudoripares dans toutes les parties du corps (même à la face concave du pavillon de l'oreille où on ne les avait pas trouvées jusqu'alors). Sur les grosses glandes axillaires, les conduits glandulaires ne présentent jamais de bifurcation. Le diamètre du conduit excréteur est toujours plus étroit que celui du tube glandulaire proprement dit. La couche de Malpighi s'invagine entre deux papilles sous forme d'un prolongement conique allant à la rencontre du conduit excréteur. Aussitôt que les deux parties sont arrivées en contact, le conduit excréteur se met à décrire des spires. L'auteur distingue en outre, dans les grosses glandes sudoripares des alternatives de dilatation et de rétrécissement qui n'existent pas sur les petites glandes qui sont uniformément calibrées. Il a trouvé aussi des muscles sur toutes les glandes sudoripares, excepté sur celles du cuir chevelu ; ces muscles sont toujours placés au-dessous de l'épithélium. Les cellules épithéliales sont polyédriques, légèrement dentelées à leur base. On constate quelquefois sur elles la présence d'une cuticule.

Hesse publia aussi un mémoire assez complet sur la structure des glandes sudoripares. Le tube glandulaire et le canal excréteur furent bien décrits dans leur structure et cet auteur fut un de ceux qui étudièrent la question avec le plus de soin. Dans le courant de nos recherches, nous aurons l'occasion de revenir sur les principaux résultats de cet intéressant mémoire.

Les travaux importants sur la physiologie de la sueur entrepris depuis plusieurs années amenèrent M. Coyne à faire des recherches anatomiques sur les terminaisons des nerfs dans les glandes sudoripares; ses investigations portèrent sur la patte du chat. Une note à ce sujet fut publiée dans la *Gazette médicale* de Paris, en 1878. Il ressort de ces recherches que le cul-de-sac glandulaire sudoripare entre en relation avec le système nerveux périphérique de deux manières: 1o par des tubes nerveux qui se perdent dans la membrane limitante; 2o par des cellules essentiellement différentes des cellules conjonctives et analogues par leurs caractères à des cellules nerveuses multipolaires. Ces cellules sont situées également en dehors de la membrane limitante. Il a été impossible à l'auteur de suivre plus loin ces éléments nerveux et de saisir leurs relations avec les éléments épithéliaux.

La même année et dans le même journal, M. le professeur Renaut publia une note sur l'épithélium des glandes sudoripares du cheval. Il décrit cet épithélium sur lequel nous aurons l'occasion de revenir, dans l'état de repos et de secrétion.

M. Ch. Remy donna, la même année, dans sa thèse sur l'anatomie normale de la peau de l'homme à ses différents âges, des détails et des figures concernant le développement des glandes sudoripares, et dans un autre travail sur l'état sénile du cuir chevelu publié dans le *Journal de l'anatomie et de la physiologie*, l'altération sénile de ces glandes. Cet auteur décrit aussi dans la portion secrétante des glandes sudoripares du cuir chevelu une double rangée d'épithélium.

Enfin, les dernières recherches parues sur le sujet, furent publiées simultanément par M. Herrmann et par M. Ranvier.

M. Herrmann arriva à des résultats importants que nous devons mentionner ici. L'auteur décrit fort exactement l'épithélium de la partie secrétante qui est tantôt cubique et tantôt prismatique ; il constate que la partie basilaire des cellules épithéliales est finement granuleuse et fixe le carmin, tandis que la partie superficielle, arrondie et saillante, paraît constituée par une substance hyaline ne se colorant pas par le carmin. Le noyau est relégué à la partie profonde de la cellule qui émet par sa base des prolongements en forme de lames et de cloisons minces s'enfonçant dans les interstices des fibres musculaires sous-jacentes. Sur des cellules dissociées on aperçoit, au-dessous de la mosaïque formée par ces cellules, des lignes foncées répondant à ces saillies. Cette disposition avait, du reste, été signalée par Heynold, ainsi que nous l'avons vu plus haut.

Les fibres musculaires forment une couche unique disposée longitudinalement entre la paroi propre et l'épithélium. Cette couche musculaire est différente, suivant les espèces animales observées. Elles sont épaisses chez l'homme, le porc et le mouton, aplaties et minces chez les autres animaux. Ces fibres sont fortement fixées à la paroi propre.

Cette paroi propre a été aussi étudiée par M. Herrmann, qui l'a imprégnée de nitrate d'argent. Ce réactif ne lui a pas montré la couche de cellules plates décrites par certains auteurs ; elle ne lui a donné que des losanges très allongés, à bords dentelés, correspondant aux interstices des fibres musculaires.

Après avoir constaté dans les grosses glandes sudoripares du cheval, la présence d'un pigment mélanique sous forme de granulations dans l'intérieur des cellules épithéliales et même des corps fibro-plastiques de la trame lamineuse, l'auteur se livre à des recherches sur les nerfs sudoripares. L'imprégnation au chlorure d'or lui montra un riche plexus de fibres nerveuses sans myéline, se subdivisant en fébriles trés ténues, qui suivent généralement les ramifications du réseau vasculaire ainsi, du reste que l'a indiqué Tomsa.

M. Herrmann étudie alors successivement les grosses glandes du mamelon chez la truie, celles de la pochette inguinale du bélier, de la brebis, du mouton et de la gazelle kével, celle du fourreau de la verge du cheval et de l'auréole du mamelon de la jument. Le larmier de la gazelle kével montre, outre de grosses glandes sébacées, une couche compacte de glandes en tube semblables à celles de la pochette; cette couche fait défaut sur le larmier du cerf. Le sinus biflexe du mouton ne présente rien de semblable. Une couche glanduleuse analogue aux précédentes existe au-dessous de la touffe de gros poils brunâtres qu'on trouve sur la face externe du corps, chez le chevreuil et la gazelle.

Après tous ces faits, l'auteur se demande si ces glandes volumineuses ne doivent pas être considérées comme des organes spéciaux distincts des glandes sudoripares proprement dites.

Quant aux glandes sudoripares ordinaires, elles ont été examinées surtout dans les régions palmaire et plantaire chez le chien, le chat, le cobaye, le blaireau, le hérisson, le rat, le jaguar; chez l'ours elles atteignent un volume assez considérable.

M. Ranvier, professeur au Collège de France, communiqua à l'Académie des sciences, le 29 décembre 1879, le

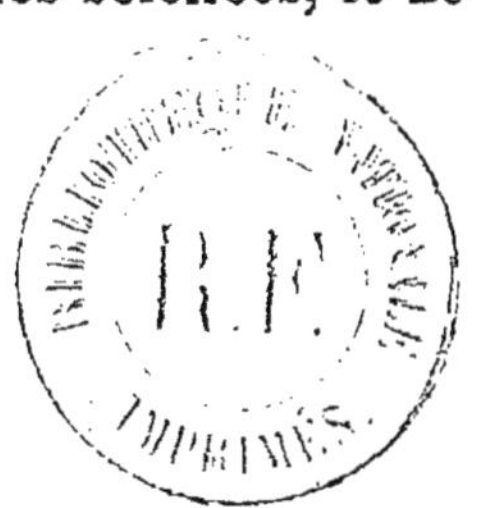

résultat de ses recherches sur les glandes sudoripares. Après avoir décrit le canal excréteur et la partie secrétante de la glande, cet auteur insiste sur la cuticule déjà décrite par Heynold et Hesse, et fait jouer à cette cuticule un rôle important dans la formation embryogénique du conduit glandulaire. Les granulations que contiennent les cellules épithéliales sont manifestement de nature graisseuse, ainsi du reste que le montrent les réactifs; les cellules épithéliales glandulaires n'ont ni membrane d'enveloppe, ni cuticule; elles montrent, dans certaines régions, sur leur face libre, une bordure de laquelle se dégagent des globes de matière colloïde qui s'accumulent pendant l'hiver dans les ampoules qui caractérisent les glandes sudoripares de la chauve-souris. La couche musculaire de la glande est située entre la membrane propre et l'épithélium; les fibres cellules qui composent cette tunique, sont distantes les unes des autres, afin de permettre aux échanges glandulaires de s'effectuer entre elles; leur protoplasma et leur noyau occupe toujours la face de ces fibres musculaires, qui est tournée vers la lumière de la glande; la face externe est aplatie et présente de petites crêtes longitudinales et parallèles qui s'incrustent dans la membrane propre. L'auteur étudie ensuite la formation de la glande chez l'embryon; il compare le développement de la glande sudoripare à celui du poil, et donne la même origine embryogénique aux cellules épithéliales et à la couche musculaire qui proviendraient toutes deux de l'ectoderme et se formeraient par simple différenciation.

Nous nous sommes un peu étendus, dans cet historique, sur les opinions émises par les auteurs qui ont étudié dans ces derniers temps les glandes sudoripares, car, dans le courant de notre thèse, nous aurons souvent l'occasion de discuter leurs opinions, de les approuver ou de les contredire, selon que nos préparations nous auront ou non montré leur exactitude.

CHAPITRE II.

CONSIDÉRATIONS PRÉLIMINAIRES.

Nous voyons par l'historique qui précède que l'histoire des glandes sudoripares a été soumise à des alternatives de va-et-vient et ne s'est faite que peu à peu, après un nombre assez considérable de travaux. Les auteurs qui se sont occupés de la question ont apporté chacun à la science quelques faits nouveaux qui, groupés aujourd'hui, nous donnent des notions assez complètes sur la structure des glandes sudoripares.

Après la découverte des pores de la peau par Leeuwenhoeck, découverte qui, niée par les uns et admise par les autres, donna lieu à d'assez longues discussions, les auteurs s'occupèrent beaucoup de cette question nouvelle. On restait néanmoins dans une incertitude à peu près complète jusqu'à ce que Breschet et Roussel de Vauzême, ainsi que Gurlt, eurent décrit et figuré les organes sécréteurs de la sueur. Les travaux fort importants de ces deux auteurs donnèrent à la question une impulsion nouvelle et furent le point de départ de recherches qui se continuèrent jusqu'à nos jours presque sans interruption ; la physiologie ayant elle-même demandé aux anatomistes plusieurs points à éclaircir.

Sauf les travaux bien connus de M. le Professeur Robin, de Schronn et de Kolliker, ainsi que les traités classiques d'anatomie et d'histologie, il faut arriver jusqu'à Heynold pour avoir des connaissances plus complètes et par conséquent plus satisfaisantes sur la structure intime de ces glandes. Le conduit excréteur et la partie sécrétante furent étudiés avec soin dans leurs détails ; les physiologistes s'occupèrent alors des relations des nerfs avec l'appareil sudoripare et Monsieur Coyne chercha de son côté à prouver anatomiquement l'existence des nerfs sudoripares ; cette question difficile à étudier et nécessitant des procédés délicats de technique microscopique, a encore besoin, comme nous le verrons plus loin, de nouvelles et fort longues recherches. Depuis le mémoire d'Heynold, les deux travaux de MM. Herrmann et Ranvier terminèrent ce qui est aujourd'hui connu sur la question.

Les résultats publiés par ces différents auteurs nous déterminèrent à suivre dans les études qu'il nous a été possible de faire sur la question et par suite, dans notre thèse, la division suivante :

Au point de vue anatomique, nous étudierons successivement la situation des glandes sudoripares, leur distribution topographique, leur aspect, leur nombre et leur volume. Puis, au point de vue de la structure générale de toutes les glandes en tubes de la peau, les points fournis par le tableau suivant seront successivement mis en relief dans notre travail :

STRUCTURE GÉNÉRALE.

- **A. Conduit excréteur.**
  - Tissu conjonctif.
    - Vaisseaux.
    - Nerfs.
  - Fibres élastiques ?
  - Paroi propres.
  - Epithélium.
    - 2 à 4 couches.
    - Cuticule.
  - Trajet à travers le derme.
  - Trajet intra-épidermique.
- **B. Tube secréteur.**
  - Trame conjonctive de la glande.
    - Vaisseaux
    - Nerfs.
  - Réseau élastique.
  - Paroi propre.
  - Epithélium.
    - Couche basilaire.
    - Cellules secrétantes.
      - Formes diverses.
        - Cylindrique — cubique — pavimenteuse.
        - Prolongements basilaires.
      - Expansions superficielles, gouttes, casques, cuticule?
      - Contenu.
        - Gouttes graisseuses.
        - Globes colloïdes (Ranvier).
        - Pigment — granulations.

Outre ces faits généraux relatifs à la totalité des glandes en tube de la peau, on remarque certaines différences très-marquées qui nous ont conduit à les classer de la façon suivante :

- 1° Glandes sudoripares proprement dites.
  - Répandues sur toute la surface de la peau.
  - Abondantes à la paume des mains et à la plante des pieds.
- 2° Glandes odorantes.
  - Réunies en masse. — Glandes auxiliaires.
  - Sporadiques.
    - Région inguinale.
    - — cervicale (Ch. Robin).
    - Auréole du mamelon.
    - Marge de l'anus ? (Gay).
- 3° Glandes ayant une affectation spéciale.
  - Glandes dites cérumineuses.
  - Glandes de Moll. (Paupières).

Nous avons en outre poursuivi l'étude de ces glandes chez un certain nombre d'animaux que nous avons été assez heureux de nous procurer, et, au point de vue de l'anatomie comparée, nous sommes portés à considérer comme se rapportant au groupe des glandes odorantes les glandes des différents animaux dont l'énumération suit :

- Localisation de grosses glandes odorantes dans certaines régions chez quelques animaux.
  - Larmier. (Gazelle).
  - Sinus biflexe.
    - Mouton.
    - Lama.
  - Pochette inguinale.
    - Mouton.
    - Gazelle.
  - Brossette. (Chevreuil).
  - Glandes anales. (Chien). Lapin ?
  - Auréole du mamelon (Porc, jument).
  - Fourreau de la verge. (Cheval).

CHAPITRE III.

ANATOMIE DES GLANDES SUDORIPARES.

Les ouvrages d'anatomie admettent d'après le volume et la situation topographique, trois espèces de glandes sudoripares :

1° Les glandes sudoripares ordinaires,

2° Les grosses glandes sudoripares affectées à des régions déterminées,

3° Les glandes du conduit auditif externe ou glandes cérumineuses et les glandes sudoripares de la paupière.

La structure de ces trois espèces de glandes sera étudiée en détail dans un chapitre spécial de notre thèse ; pour le moment, nous nous bornerons à étudier le siège, la distribution topographique, l'aspect, la quantité et le volume de chacune de ces glandes.

Rien n'est plus facile à démontrer que la présence des glandes sudoripares et de leur canal en spirale dans certaines régions comme la paume des mains et la plante des pieds. Il suffit pour cela d'étudier à la loupe et souvent même d'examiner à l'œil nu, une coupe perpendiculaire de la peau; on voit alors qu'il existe, soit dans le tissu cellulaire sous-cutané, soit dans les couches les plus profondes du derme, de petits corps arrondis tranchant par leur couleur spéciale sur celle du derme et qui sont formés par un tube assez fin replié un grand nombre de fois sur lui-même.

Les glandes sudoripares ont pour siège constant le tissu cellulaire sous-cutané ou les auréoles de la face profonde du derme contre laquelle certaines de ces glandes sont fortement accolées. Leur répartition n'est pas uniforme; certaines parties de la peau en possèdent en nombre beaucoup plus considérable que d'autres; on connaît enfin des portions du tégument qui en sont absolument dépourvues, comme par exemple: la face interne du pavillon de l'oreille, le gland et la lame interne du prépuce; pour notre part, nous en avons cherché inutilement dans la peau du sourcil. Horschelmann cependant prétend en avoir trouvé dans toutes les parties de la peau sans exception. Monsieur Cruveilhier prétend qu'on en trouve plus à la face antérieure du corps qu'à la face postérieure, du côté de la flexion que du côté de l'extension.

En certains points, ces glandes se réunissent par petits groupes de quatre, cinq ou six glomérules réunis entre eux par du tissu conjonctif, de la graisse, des vaisseaux ou des nerfs. D'après certains auteurs, ce serait l'inflammation de ces petits groupes, riches en vaisseaux sanguins ou lymphatiques, qui constituerait le furoncle lorsque cette inflammation est très limitée, et l'anthrax lorsque cette inflammation s'étend davantage. A la paume des mains et à la plante des pieds, il est de règle générale que ces glandes soient plutôt sous-cutanées qu'intra-dermiques car, dans ces régions, on ne trouve ces dernières que très-rarement, ce qui est le contraire dans les autres parties du tégument. Elles sont aussi sous-cutanées au creux de l'aisselle et autour de l'auréole du mamelon. Dans tous les cas, on peut dire que ce sont les parties de la peau qui ont le plus de papilles qui sont le plus riches en glandes sudoripares.

La couleur des glandes sudoripares varie suivant le nombre de ces glandes et suivant la région où on les examine. Lorsqu'elles sont rassemblées par masses assez compactes, leur couleur rosée ou rougeâtre tranche assez bien sur la couleur blanche du tissu lamineux du derme ou du tissu cellulaire sous-cutané, de sorte qu'il est assez souvent facile de les distinguer à l'œil nu. Dans la peau du creux axillaire, la couleur jaunâtre ou jaune brunâtre des glandes volumineuses qu'on y rencontre, fut une des causes qui déterminèrent M. le Professeur Robin à faire la distinction que l'on sait.

Le nombre des glandes sudoripares est considérable. Beaucoup d'auteurs ont cherché à l'évaluer approximativement. Il est intéressant de rapporter ici les différents procédés qu'employèrent les anatomistes pour faire cette évaluation, ainsi que les résultats de leurs recherches à ce sujet.

Leeuwenhoeck d'abord, puis Echorn, se sont livrés à ce calcul ; aucun d'eux ne connaissait les glandes sudoripares. Ils savaient seulement que la peau possédait des orifices multiples par lesquels s'écoulait la sueur. Ils basèrent donc leurs calculs sur les ouvertures qu'ils purent apercevoir à la surface tégumentaire. Voici du reste comment s'exprime Leeuwenhoeck à ce sujet :

« D'après tout ce que j'ai vu, j'estime à 120 le nombre « des orifices que présente la peau sur un espace linéaire « équivalant à la dixième partie d'un pouce; mais admet- « tons que sur un pareil espace il existe 100 orifices seu- « lement ; sur une longueur d'un pouce il y en aura 1,000 ; « sur une longueur d'un pied 12,000 ; dans un pied carré « 144,000,000; et si nous évualons à 14 pieds carrés la « superficie totale du corps chez un homme de taille « moyenne, le nombre des orifices situés sur cette super- « ficie s'élèvera à 2,016,000,000. »

Le nombre est assurément empreint d'une grande exagération. Nous verrons dans la suite qu'il a dû être diminué d'une façon considérable, à mesure que se perfectionnèrent les instruments ainsi que les procédés d'investigation.

Eichorn arriva plus près de la vérité en employant un procédé différent; ses calculs cependant sont encore fort exagérés. Ayant remarqué que dans certaines parties du corps, et notamment à la paume des mains et à la plante des pieds, les orifices par où s'écoulait la sueur étaient visibles à l'œil nu ou tout au moins à la loupe, il chercha à déterminer leur nombre par le procédé suivant : après avoir pratiqué sur une feuille de papier une petite fenêtre d'une ligne carrée de superficie il compta sur différentes parties du corps le nombre des orifices contenus dans cette ligne carrée. Ayant ainsi trouvé que la moyenne était de cinquante, il conclut de là que la peau présentait 5,000 ouvertures par pouce carré, c'est-à-dire, un total supérieur à dix millions, chiffre encore beaucoup trop fort. La cause de cette exagération est facile à concevoir ; Eichorn n'avait compté les ouvertures de la surface tégumentaire que sur les parties où il pouvait les apercevoir, c'est-à-dire à la paume des mains et à la plante des pieds, tandis que dans les autres parties du corps ils restèrent pour lui complétement invisibles. Or, Eichorn avait justement observé les régions où ces orifices sont le plus nombreux. De là son erreur.

Krause, tenant compte dans cette détermination des différences de volume et comptant les grosses glandes pour deux 2 ou 4 unités, tandis qu'il réunissait en une seule deux petites glandes, a trouvé par pouce carré :

	glandes.
Dans la paume des mains et la plante des pieds	2,700
Sur le dos de la main	1,500
Au front et au cou	1,300
Au thorax à l'abdomen et au bras . . .	1,100
Sur le dos du pied	900
Sur la joue et à la cuisse	500 à 600
A la nuque, au dos et au siège	400 à 600

Estimant la surface totale du corps à quinze pieds carrés et le nombre moyen des glandes à 1,000 par pouce carré ; évaluant ensuite séparément les glandes palmaires et plantaires, à cause de leur grand nombre, et excluant de ses appréciations les glandes du sommet du creux axillaire et du conduit auditif externe en raison de leur volume exceptionnel, Krause arriva, pour la peau de tout le corps, au chiffre approximatif de 2,400,000 glandes ayant 1/6 de ligne de diamètre et dont le volume total est d'environ quatre pouces cubes.

Plus récemment M. le Professeur Sappey, rapporta dans son traité d'anatomie descriptive le résultat de ses recherches à ce sujet. Après des essais longtemps infructeux, il parvint à déterminer le chiffre approximatif des orifices des glandes sudoripares en cherchant les différences de nombre sur les différentes parties de la peau. Or M. Sappey trouva que pour faire ce calcul il ne fallait pas chercher ces orifices sur la face externe de l'épiderme, mais bien sur la face interne. Son procédé consiste à détacher l'épiderme par voie de putréfaction, à établir celui-ci sur une lame de verre en tournant la face interne en haut et à l'examiner ainsi au microscope au plus faible grossissement possible, 8 à 10 diamètres, et à compter les orifices que présente celle-ci.

En recommençant cette petite opération sur des lambeaux d'épiderme pris sur différentes parties du corps, on arrive à constater que le nombre de ces ouvertures varie suivant que l'épiderme est mince ou épais. Lorsque l'épiderme est mince, (excepté toutefois pour la région axilliaire,) on observe en moyenne 30 orifices pour un espace de 25 millimètres carrés ou 120 par centimètre carré ce qui donnerait pour toute la superficie du corps un total de 1,800,000 glandes si ces dernières étaient uniformément distribuées.

Mais elles sont plus nombreuses dans les points où l'épiderme est plus épais. Ainsi à la région palmaire on en compte en moyenne 106 pour un espace de 25 millimètres carrés. Elles sont donc pour cette région trois fois plus nombreuses. En calculant la surface où existent ces glandes, on trouve une moyenne de 240 cent. carrés contenant 14,000 glandes. C'est donc une différence de 60,000 à ajouter au chiffre total de 120,000 pour les deux mains et de 240,000 en tenant compte aussi des deux pieds. Le chiffre total des glandes sudoripares atteint donc ainsi deux millions, il dépasse même un peu ce chiffre.

Le volume des glandes sudoripares est fort variable; aussi, au point de vue général, peut-on, comme l'a fait M. le Professeur Sappey, les diviser en grosses, moyennes et petites. Le diamètre des plus grosses peut varier entre 1 et 4 millimètres celui des petites est en moyenne de 0^{mm}, 2 à 0^{mm}, 4. Le diamètre des moyennes qui sont de beaucoup les plus fréquentes varie entre ces deux extrêmes.

Différentes régions du corps auxquelles certaines de ces glandes sont spécialement affectées, comme le sommet du creux de l'aisselle par exemple pour les grosses glandes, en possèdent en outre de petites ou de moyennes et lorsque l'on pratique des coupes minces sur les glandes du creux axillaire qui forme à cette région un gâteau large et épais, on constate comme le montre la fig. 3 de la planche III, que les grosses glandes n'existent pas seules mais qu'on en trouve encore de petites en nombre assez considérable. Ces grosses glandes n'existent pas seulement dans l'aisselle, on les rencontre encore à l'auréole du mamelon, à l'aine et aux faces antérieure et latérale du thorax et dans toutes ces régions elles sont mélangées à des glandes plus petites. M. Sappey les a trouvées hypertrophiées dans l'auréole du mamelon vers la fin de la grossesse, et a vu ainsi leurs dimensions devenir très considérables, supérieures même aux plus grosses glandes de l'aisselle. Les plus petites sont celles des paupières, du nez, du fourreau de la verge et du scrotum qui n'ont que $0^{mm},2$ de diamètre.

Les glandes les plus répandues sont sans contredit les moyennes. On les rencontre dans toute la peau à l'exception du derme sous unguéal et de la face externe du pavillon de l'oreille où pourtant elles auraient été trouvées par Horschelmann.

Le volume des glandes sudoripares, dit M. Sappey, présente quelques variétés suivant les races et suivant les individus; elles sont plus développées dans la race Ethiopienne que dans la race blanche. Elles le sont plus aussi chez les hommes d'un tempérament sanguin que chez les individus à constitution sèche. Chez les vieillards elles participent à l'atrophie générale et ces dernières altérations ont été fort bien décrites par M. Ch. Rémy.

La glande sudoripare est formée d'un conduit excréteur et d'un tube sécréteur disposé en glomérule. Ce glomérule ordinairement arrondi, peut différer un peu dans sa forme; sphérique dans les glandes du tissu cellulaire sous-cutané, il peut être aplati ou conique lorsqu'il siège à la face profonde du derme. Ce glomérule est formé d'un tube unique ordinairement uniformément calibré dans toute son étendue et terminé en cul-de-sac; cette extrémité quelquefois un peu renflée est cachée dans la portion centrale de la glande. Ce tube s'infléchit sur lui-même et décrit des flexuosités qui, s'entassant les unes sur les autres, forment le glomérule proprement dit ou portion secrétante de la glande; aussi certaines glandes peuvent être déroulées complétement lorsqu'après leur avoir fait subir une préparation spéciale on peut les séparer du tissu conjonctif, des vaisseaux, et des nerfs qui les entourent.

Le conduit excréteur partant du glomérule se dirige vers le derme en décrivant quelques légères fluxuosités; lorsqu'il arrive à l'épiderme il se conduit différemment lorsque cet épiderme, qu'il doit traverser est mince ou épais. Lorsque l'épiderme est mince comme presque sur tout le corps, ce conduit le traverse presque perpendiculairement; lorsqu'il arrive à la surface il décrit une demi-spirale et s'ouvre sur la surface tégumentaire par un orifice infundibuliforme. Lorsqu'au contraire l'épiderme présente une certaine épaisseur comme à la paume des mains et à la plante des pieds le conduit excréteur qui le traverse ne décrit plus seulement un demi-tour de spire, mais quelquefois 10, 20 et même 30; arrivé à la surface libre de la peau ce conduit s'ouvre par un orifice infundibuliforme comme dans le cas où l'épiderme est mince. En coupant par tranches l'épiderme de la paume des mains et de la plante des pieds on peut y voir à la loupe et même à l'œil nu la coupe des canaux spiraux; toutes ces spires, suivant Welker vont de droite à gauche comme celles d'un tire-bouchon. Dans les régions garnies de poils, suivant Henle, le canal sudorifère s'ouvre exceptionnellement dans la partie supérieure d'un follicule pileux.

Lorsqu'on étudie ces glandes chez les mammifères on trouve qu'elles sont toutes constituées de même par un tube plus ou moins contourné, simple, bifide ou avec de nombreuses divisions, droit ou glomérulé. Nous verrons, du reste plus loin en étudiant la structure de ces différentes glandes, quelles sont les différentes analogies qui peuvent faire comparer celles de l'homme avec celles des animaux, comparaison qui avait été déjà faite anatomiquement, notamment par Gurlt.

Quant aux glandes cérumineuses elles sont situées audessous de la peau qui tapisse les portions fibreuses et cartilagineuses du conduit auditif externe ; elles sont plus ou moins profondes sous la peau en sorte que, comme les glandes sudoripares proprement dites, elles sont situées dans des plans différents les uns des autres. Ces glandes ont la même configuration que les glandes sudoripares ordinaires. Leur volume est celui d'un grain de millet, elles rentrent donc dans les grosses glandes en tube de la peau ; leur forme est sphérique ou elliptique et leur couleur jaunâtre. Le conduit excréteur de ces glandes comme celui des glandes sudoripares ordinaires vient s'ouvrir obliquement à la surface de la peau du conduit auditif externe. Ces glandes n'apparaissent qu'à la moitié externe du conduit auditif et disparaissent complètement à l'union de la portion cartiligineuse avec la portion osseuse.

CHAPITRE IV.

§ I.

STRUCTURE GÉNÉRALE DES GLANDES SUDORIPARES.

Comme l'ont signalé tous les auteurs modernes, l'étude histologique des glandes sudoripares comprend : 1° l'étude de la partie secrétante ou glomérule; 2° celle du conduit excréteur.

1° Partie secrétante ou glomérule. — Les différentes parties constituantes du tube secréteur demandent à être étudiées d'abord sur des glandes isolées par la dissection et considérées *in toto* avec ou sans l'emploi des réactifs colorants. La dissection à l'état frais ne donne à cet égard que des résultats peu satisfaisants, et pour arriver à des notions un peu précises, il est indispensable de recourir à certains artifices de préparation. A cet égard, l'emploi des acides et particulièrement de l'acide tartrique est un procédé usité depuis de longues années pour l'étude des glandes en général. Ces procédés sont d'autant plus avantageux dans le cas particulier, que les glandes dont nous nous occupons se trouvant plongées dans le tissu lâche du fascia superficialis, apparaissent très nettement lorsque l'action des acides a donné au tissu lamineux la transparence et la mollesse propres à favoriser l'examen microscopique des éléments glandulaires. Nous signalerons spécialement comme donnant d'excellents résultats le procédé de M. Coudrot qui consiste à combiner l'ébullition avec l'action de certaines solutions salines telles que le nitrate de potasse. Voici, du reste, en deux mots, la solution et le procédé qu'emploie M. Coudrot :

Sel de nitre.	30 gr.
Liqueur de Muller	60 gr.
Eau	1000 gr.

Il fait bouillir ses pièces dans cette solution pendant trois heures environ en ayant soin de renouveler l'eau à mesure qu'elle s'évapore.

En employant l'un de ces modes de préparation, on sous les yeux un tube assez uniformément calibré. Ce tube est entouré d'un réseau serré de capillaires et présente quant à sa structure une paroi glandulaire d'une épaisseur notable dépassant de toutes parts le revêtement épithélial ; la limite inférieure de ce dernier est très nette et tranche par son aspect granuleux sur la transparence qui caractérise les parties sous-jacentes. Le tube ne présente jamais de ramifications très nettes ; tel est du moins son aspect général chez l'homme, mais chez divers animaux on voit des parties minces alterner avec des parties plus renflées. On peut observer également des bifurcations, notamment chez le mouton. Cependant, comme l'a signalé Heynold, il existe des sortes de diverticules plus ou moins prononcés, même chez l'homme.

Le conduit excréteur dont l'origine au niveau du glomérule est indiquée par un rétrécissement subit du canal glandulaire, présente une lumière plus nette que le tube secréteur tandis que sa paroi propre paraît beaucoup plus mince que celle de ce dernier; on le voit traverser le derme en décrivant quelques ondulations peu importantes et se continuer avec l'un des prolongements interpapillaires du corps muqueux de Malpighi.

Pour pénétrer plus avant dans la structure de ces diverses parties, il est indispensable de recourir à la dissociation après l'action des réactifs fixateurs ainsi qu'à l'étude des coupes minces. Ces dernières ont été faites après une macération de vingt-quatre heures dans l'alcool à 36° ou un séjour prolongé des pièces dans le liquide de Müller.

Sur des coupes exactement transversales, on voit que le conduit est essentiellement constitué par un épithélium et une paroi propre extrêmement nette. La lumière du conduit dont le calibre est fort variable est limitée par une rangée unique de cellules épithéliales de forme généralement cylindrique, quelquefois cubique ou pavimenteuse. Ces cellules peuvent présenter de un à trois noyaux; elles renferment des granulations et des gouttes de nature diverse ordinairement accumulées dans la partie profonde de l'élément, tandis que la partie superficielle est hyaline, transparente, et se présente sous des aspects qui ont été décrits par les différents auteurs comme des expansions sarcodiques, des produits de secrétion, des cuticules...., etc.; les deux parties du corps cellulaire se distinguent également par la manière dont elles se comportent vis-àvis des réactifs ; la portion inférieure avec les diverses parties qu'elle peut contenir prend plus ou moins vivement les substances colorantes ; la portion superficielle, au contraire, n'acquiert jamais sous l'influence de ces dernières que des teintes peu marquées. Seul l'acide osmique la brunit quelquefois légèrement. Lorsque cet épithélium est vu de champ, ses cellules paraissent très régulièrement polygonales à cinq ou six côtés ; souvent les corps cellulaires paraissent un peu écartés les uns des autres surtout du côté de la surface. Lorsqu'on examine ensuite les connexions de cet épithélium avec les parties sous-jacentes, on voit qu'il n'est pas immédiatement en contact avec la paroi propre, mais qu'il en est séparé par une couche de cellules qui se présentent sous forme de carrés assez irréguliers sur une coupe transversale, de manière à simuler une deuxième rangée épithéliale. Vus de face sur des coupes longitudinales ils apparaissent comme des corps allongés, fusiformes, dont les extrémités effilées s'emboîtent dans les intervalles des éléments voisins, le tout figurant une sorte de mosaïque composée de losanges très allongés dans une direction parallèle à l'axe du canal. Pour se rendre un compte exact des rapports qu'affectent avec la paroi propre d'une part et avec l'épithélium de l'autre, ces éléments que tous les auteurs s'accordent à considérer comme des fibres musculaires lisses, il est indispensable de varier les modes d'examen.

Les préparations les plus concluantes à cet égard sont obtenues par une dissociation minutieuse de grosses glandes sudoripares ayant séjourné au moins quinze jours à trois semaines dans la liqueur de Muller. On voit ainsi que les cellules épithéliales émettent par leur base des prolongements en forme de lames qui s'enfoncent dans les interstices des fibres musculaires sous-jacentes. (Pl. I, fig. V 4.) Sur des lambeaux épithéliaux isolés et vus de face, ces prolongements forment des lignes opaques ou réfringentes selon la manière dont on place l'objectif; ces lignes présentent de fréquentes interruptions, paraissent à peu près parallèles les unes aux autres, et dessinent très exactement les contours des fibres entre lesquels sont placés les prolongements. (Planche I, fig. II, III et IV.)

Les saillies basilaires des cellules épithéliales ont une hauteur très variable; sur les coupes transversales, on s'assure facilement que par leur intermédiaire l'épithélium entoure les fibres lisses de trois côtés et se fixe à la paroi propre au niveau de leurs interstices. Sur les mêmes coupes transversales on voit que la face externe des fibres qui est en contact avec la paroi propre n'est pas lisse comme le reste de la superficie; elle s'engrène avec la substance de la paroi propre au moyen de fines dentelures qui correspondent à de petites crêtes longitudinales ainsi que l'a signalé M. Ranvier (*Loc. cit*).

Telle est en résumé, la description que donnent les auteurs récents de cette couche de fibres interposées entre l'épithélium et la paroi propre. Nous avons pu vérifier qu'elle définit très exactement les rapports de ces trois parties entre elles; nous avons pu constater en outre sur nos dissociations que la couche épithéliale se sépare aisément des deux autres, tandis que les fibres restent solidement adhérentes à la paroi hyaline du tube. Une étude attentive de ces éléments nous a paru propre à inspirer des doutes au sujet de leur nature musculaire, bien que celle-ci ait été admise universellement. En effet, leur forme générale diffère considérablement de celle des fibres musculaires lisses dont on observe des faisceaux plus ou moins volumineux dans le derme aux environs des glandes sudoripares. M. Ranvier a signalé la forme ovoïde du noyau et sa situation excentrique qui fait une saillie prononcée du côté de l'épithélium. La situation même de ces fibres interposées à l'épithélium secréteur et à la paroi propre, et séparé par cette dernière du réseau capillaire, avait quelque chose d'extraordinaire. Dans une communication récente à la Société de Biologie, M. Herrmann a publié des recherches faites sur cette soi-disant couche musculaire, non-seulement dans les glandes sudoripares, mais encore sur les conduits de la mamelle. Cet auteur, en s'appuyant sur lés changements de forme que peuvent subir ces éléments suivant les points où on les considère, sur leurs réactions chimiques, notamment leur résistance à l'acide acétique, et enfin sur leur origine ectodermique déjà admise par M. Ranvier et confirmée par lui, est amené à les considérer non plus comme des fibres musculaires lisses, mais bien comme des cellules épithéliales correspondant à la couche des cellules basilaires du corps muqueux de Malpighi. Elles subiraient ici une modification analogue à celle qn'on observe sur les prolongements papilliformes de la muraille du sabot du cheval, et, à un moindre degré, à la surface des crêtes du lit de l'ongle chez l'homme.

Cette opinion nouvelle, plus conforme aux lois de l'embryogénie est aussi celle de M. le professeur Robin qui a bien voulu examiner nos préparations.

En dehors de cette couche épithéliale basilaire, la paroi propre se présente comme une zône parfaitement transparente dont l'épaisseur peut varier de 0mm 001 à 0mm 004. Cette paroi est composée d'une substance absolument amorphe, elle offre une résistance marquée aux différents réactifs; sous l'action prolongée des acides, elle se gonfle notablement et peut acquérir ainsi une épaisseur allant jusqu'au double de la normale. Sa limite extérieure est souvent marquée nettement par des cellules plates du tissu conjonctif intimement appliquées contre elle et pouvant former ainsi deux ou trois couches concentriques. Sur des glandes isolées à l'état frais et traitées au nitrate d'argent, la paroi propre présente un dessin de champs losangiques étroits et allongés, répondant aux contours des cellules basilaires qui sont fixées sur sa face interne. Quelques-uns de ces champs sont encore subdivisés par des lignes noires moins prononcées en deux ou trois bandelettes longitudinales qui nous ont paru répondre aux crêtes de la face externe des cellules basilaires. Jamais nous n'avons pu observer la couche endothéliale que certains auteurs admettent à la face externe de cette paroi propre. Lorsqu'on examine cette membrane sur des pièces dissociées, après l'action du liquide de Muller, sa surface paraît finement plissée; on peut parfois y apercevoir des noyaux que nous croyons pouvoir rapporter aux éléments fibro-plastiques demeurés fixés sur sa face externe.

En dehors de la membrane propre se trouve une tunique de fibres lamineuses dirigées surtout parallèlement à l'axe du tube glandulaire. Un certain nombre de fibres élastiques fines, affectant la même direction, existe assez généralement à ce niveau. Sur certaines glandes on trouve même un réseau élastique assez développé.

Vient ensuite un tissu cellulaire lâche montrant la

coupe des vaisseaux et des nerfs, et dont généralement les fibres sont dirigées parallèlement à l'axe des tubes, du moins dans le voisinage de ce dernier.

Sur des pièces injectées on voit que les capillaires sanguins forment un réseau serré autour du tube sécréteur ; ce réseau, ainsi que l'ont dit la plupart des auteurs, et notamment Heynold et Kolliker, est indépendant des capillaires voisins du corps papillaire et du pannicule adipeux, ce qui explique la production de sueurs pouvant coïncider avec la pâleur de la peau.

Pour les vaisseaux du canal excréteur. Heynold signale une disposition intéressante. On verrait fréquemment les mailles capillaires longitudinales qui entourent ce conduit provenir de deux sources. La partie profonde recevrait ses vaisseaux du réseau glomérulaire, tandis que ceux de la portion la plus voisine de l'épiderme proviendraient du réseau du corps papillaire et du derme. Jamais cet auteur n'a pu observer nettement à ce niveau d'anastomoses faisant communiquer ces deux systèmes.

Quant aux lymphatiques, suivant M. Sappey, ils abondent surtout aux régions de la peau qui possèdent le plus de nerfs et de glandes. La paume des mains et la plante des pieds, remarquables par la multiplicité des fibres nerveuses et des glandes sudorifères qu'elles présentent, le sont aussi par le développement de leurs vaisseaux lymphatiques.

Les relations du système nerveux avec les glandes sudoripares sont encore peu connues, ainsi que nous l'avons dit dans notre historique. Voici ce que nous avons pu observer sur nos préparations : dans les régions où il existe de nombreuses glandes sudoripares, on voit émerger du tissu cellulaire des nerfs comprenant des tubes à myéline des deux variétés, et principalement des fibres de Remack. Autant qu'il nous a été permis d'en juger, les nerfs à myéline seraient destinés aux parties plus superficielles de la peau. On voit, en effet, sur les pièces traitées par l'acide osmique, que ces organes ne font que traverser le fascia superficialis et le pannicule adipeux, et que ceux qui s'arrêtent à ce niveau se rendent aux corpuscules de Pacini, tels qu'on les trouve dans certaines régions (mamelon, pulpe des doigts, etc.). Pour voir les nerfs propres aux glandes sudoripares, il faut recourir à l'imprégnation au chlorure d'or. Celle-ci décèle dans toute la région du glomérule un réseau de fibres nerveuses, très fines, dépourvues de myéline et suivant en général, ainsi que l'a signalé Tomsa, les ramifications du réseau vasculaire. Nous n'avons jamais pu constater la présence des cellules terminales décrites par M. Coyne, et nous n'avons pas pu voir non plus qu'il y ait des filets nerveux contractant des rapports plus intimes avec la paroi des glandes.

En résumé, la disposition des nerfs, tels que nous les avons trouvés, ne s'écarte en rien de celle des nerfs vasculaires en général, et nous croyons que l'existence de nerfs secréteurs indépendants des vaso-moteurs reste encore à démontrer.

2° *Conduit excréteur.* Le conduit excréteur, ainsi que l'a indiqué Heynold, peut prendre une part notable à la formation du glomérule. Le point où il succède au tube secréteur est généralement marqué par une diminution de calibre assez brusque. Les cellules épithéliales qui limitent la lumière du canal se garnissent d'une cuticule réfringente, fortement brunie par l'acide osmique vers la surface de la peau, et se colorant partout en jaune d'une manière intense par l'acide picrique. Leur forme est cubique, plutôt pavimenteuse dans certains points, et l'on en trouve ainsi deux ou trois rangées. Il est inexact de dire que les éléments allongés considérés comme des fibres musculaires lisses par les auteurs, cessent brusquement au niveau où se fait le changement dans la forme de l'épithélium. En effet, on suit encore ces éléments à une distance variable sur le conduit excréteur, et nous n'avons jamais pu déterminer nettement quel est le point où ils disparaissent. Quoi qu'il en soit, l'épithélium cubique présente d'abord deux couches, puis trois, et se continue ainsi insensiblement avec une sorte de prolongement infundibuliforme du corps muqueux de Malpighi. La paroi propre s'amincit progressivement, et ce n'est qu'à l'époque embryonnaire qu'on peut la voir se continuer directement avec la couche hyaline sous-épidermique ou basement membran de Bowmann. Nous n'insisterons pas davantage sur la structure du conduit excréteur, ni sur les modifications que subissent ses cellules épithéliales dans son trajet intra-épidermique, attendu que nos recherches coïncident absolument avec celles de Heynold et de Ranvier qui se trouvent consignées en détail dans la partie historique de notre thèse.

§ II.

GLANDES ORDINAIRES OU GLANDES SUDORIPARES PROPREMENT DITES.

La structure de ces glandes et la grosseur relative des diverses parties qui les constituent sont les mêmes dans toutes les régions. Les variations du volume total qu'on observe d'un point à l'autre sont dues uniquement au plus ou moins de longueur du canal qui s'enroule pour former le glomérule.

Tube secréteur. — Le diamètre des tubes secréteurs des glandes sudoripares ordinaires varie de 0^{mm} 050 à 0^{mm} 090. Ce tube se distingue par l'épaisseur de sa paroi propre (0^{mm} 004 à 0^{mm} 006). C'est surtout sur ces glandes qu'on peut observer les couches concentriques de cellules plates, formant deux ou trois enveloppes autour de la paroi propre. En certains points, il semble qu'entre deux couches de cellules plates il y ait encore une zône de substance hyaline, de sorte qu'on pourrait se demander s'il n'existe pas, comme l'ont décrit certains auteurs, une ou plusieurs couches emdothéliales comparables à celles qu'on observe sur les tubes du testicule par exemple. Les recherches que nous avons faites à ce sujet avec le nitrate d'argent n'ayant jamais donné que des résultats négatifs, nous croyons devoir considérer ces éléments comme des cellules plates du tissu conjonctif.

Les cellules basilaires sont petites (longueur 0^{mm} 020 à 0^{mm} 040 ; largeur 0^{mm} 005 ; épaisseur maximum au niveau du noyau, 0^{mm} 005 à 0^{mm} 006). Fréquemment on voit ces cellules s'écarter les unes des autres, de manière à laisser entre elles des intervalles assez larges, au niveau desquelles l'épithélium sécréteur repose directement sur la paroi propre. M. Ranvier signale dans le protoplasma de ces cellules une disposition des granulations en stries parallèles rappelant les batonnets de l'épithélium des tubes contournés du rein. Nous n'avons observé nettement cette disposition que sur les glandes du cheval où elle a été indiquée par M. Renaut.

La forme des cellules est celle de pyramides à peine tronquées, à cinq ou six pans, ayant toutes sensiblement le même volume. Leur hauteur est de 0^{mm} 025 à 0^{mm} 28 ; leur largeur à la base est de 0^{mm} 010 ; leur extrémité est de 0^{mm} 003 à 0^{mm} 004. Le bord de ces éléments est très net du côté du canal et ne présente aucune apparence de cuticule.

Le protoplasma du corps cellulaire présente un aspect finement et uniformément grenu ; sous l'influence du picro-carmin, il prend une coloration rosée ; le noyau est ovoïde, avec un nucléole nul ou fort petit. La longueur du noyau est environ de 0^{mm} 006. On ne rencontre ordinairement pas dans l'épithélium de ces glandes, les gouttelettes graisseuses ou azotées habituelles aux grosses glandes en tube de la peau. Si on les trouve quelquefois, elles sont peu nombreuses et d'un très petit volume. Les prolongements basilaires des cellules épithéliales sont peu marqués et se réduisent à de petites crêtes à peine accusées ; par contre, les crêtes par lesquelles la couche basilaire s'engrène avec la paroi propre sont très visibles.

Conduit excréteur. — Le conduit excréteur au niveau duquel la paroi propre s'amincit jusqu'à 0^{mm} 001 et se perd insensiblement, se rapporte complétement à la description donnée par les auteurs et dont les points essentiels se trouvent consignés dans la partie historique de notre thèse. Ce n'est que sur cette espèce de glandes qu'on le voit traverser l'épiderme par un trajet spiroïde plus ou moins allongé. Cette disposition n'existe que dans les points où la couche cornée acquiert une grande épaisseur (régions plantaire et palmaire), et alors ces glandes existent seules, ce qui n'arrive jamais pour les glandes de la grosse variété qui se trouvent toujours mélangées à des follicules sébacés. (Pl. III, fig. III.)

§ III.

GLANDES AXILLAIRES.

Les glandes volumineuses de l'aisselle et leurs analogues chez les animaux se distinguent encore plus des glandes sudoripares ordinaires par leur structure que par leurs caractères extérieurs. Construites identiquement sur le même type, elles remplissent cependant une fonction tout à fait autre et leur étude histologique montre des différences notables de structure.

Sur les coupes, on voit tout d'abord que leur calibre est beaucoup plus considérable en même temps que beaucoup moins régulier que celui des précédentes. Au niveau du glomérule, le diamètre varie de 0^{mm} 050 à 0^{mm} 200. La lumière du canal est très large, limitée par une rangée de cellules épithéliales parmi lesquelles on peut distinguer trois formes : 1° les cellules épithéliales sont cylindriques, allongées, mesurant 0^{mm} 024 à 0^{mm} 036, sur une largeur extrêmement variable ; 2° dans d'autres points elles sont aplaties ne dépassant pas 0^{mm} 012 en hauteur ; 3° enfin la forme la plus ordinaire est celle d'éléments cubiques dont la hauteur est d'environ 0^{mm} 018 à 0^{mm} 025. (Pl. I, fig. V, 1, 2, 3, 4.)

Dans chacune de ces cellules, on peut distinguer deux zônes : 1° une zône basilaire, granuleuse, renfermant un noyau arrondi dont le diamètre varie de 0^{mm} 010 à 0^{mm} 015 ;

2° une zône superficielle hyaline, ne se colorant nullement par les réactifs, tandis que la partie profonde, granuleuse et opaque acquiert une teinte rosée sous l'influence du picro-carmin. Pour bien apprécier les caractères individuels de ces cellules, il est indispensable de les étudier sur des préparations traitées à l'acide osmique. On constate alors que les cellules vues de champ ont une forme assez régulièrement polygonale à cinq ou six pans. Leur largeur, comme nous l'avons dit, est fort variable. On trouve en effet à côté de cellules ayant 0^{mm} 015 à 0^{mm} 020 de large avec un noyau de 0^{mm} 008 à 0^{mm} 010, de gros éléments ayant 0^{mm} 035 à 0^{mm} 040 de largeur avec des noyaux ovoïdes mesurant jusqu'à 0^{mm} 025 de long sur 0^{mm} 012 à 0^{mm} 015 de large.

Les noyaux présentent généralement de un à trois nucléoles arrondis très nets. Sur les plus volumineux, on ne distingue plus de nucléole, mais une charpente réticulée très déliée. Un grand nombre de ces éléments renferment deux ou trois noyaux (pl. II, fig. VII), le corps cellulaire peut présenter dans sa partie granuleuse des grains jaunâtres plus ou moins nombreux se réunissant parfois en gros globes légèrement brunis par l'acide osmique (globes colloïdes de Ranvier). (Pl. II, fig. VII, 4.) On peut trouver en outre des gouttes sphériques parfaitement hyalines, moins réfringentes que les précédents et prenant une teinte un peu rosée par le carmin. Ces globes sont généralement situés à la partie supérieure de la cellule, immédiatement au-dessous de la bande transparente superficielle.

Il est à remarquer que dans les points où les cellules ont une forme cylindrique, la partie superficielle, transparente, arrive fréquemment à faire dans la lumière du tube une saillie plus ou moins prononcée; parfois on la voit se pédiculiser et s'étirer en forme d'une larme qui paraît sur le point de se détacher. Enfin on voit flotter dans l'intérieur du canal des gouttes arrondies complétement libres qui ont été ainsi produites aux dépens des cellules. Ce sont ces expansions qu'Heynold avait désignées sous le nom de casques hyalins des cellules. (Pl. II, fig. II.)

Dans les points où l'épithélium est cubique, la partie transparente ne forme pas de saillies de ce genre; elle a la forme d'une petite plaque hyaline mesurant jusqu'à 0mm004 d'épaisseur. Ces plaques sont adhérentes les unes aux autres par leurs bords, de sorte qu'en dilacérant les glandes, on tombe sur des lambeaux d'épithélium dont la portion basilaire s'est trouvée enlevée mécaniquement et dont les parties superficielles persistent seules sous forme d'une mince lamelle divisée en champs polygonaux qui correspondent aux cellules dont elles dérivent. C'est cette apparence observée sur les coupes qui répond à la cuticule décrite sur les glandes axillaires par Heynold et d'autres auteurs. (Pl. I, fig. VI.)

Sur ces glandes, les prolongements basilaires des cellules épithéliales sont très marqués et leur étude y est plus facile à cause du volume considérable des éléments. On peut constater à la face inférieure des cellules, l'existence de lames perpendiculaires ou légèrement obliques (Pl. I, fig. I) à leur surface d'implantation, d'épaisseur très variable et dont la hauteur en certains points est plus considérable que celle du corps cellulaire lui-même. Dans ces cas, ces prolongements se fixent à la paroi propre et leur extrémité est fréquement renflée de manière à former une sorte de pied ou de bouton terminal (Pl. I, fig. I). Ces prolongements peuvent exister au nombre de trois ou même quatre sur les cellules les plus larges; leur étendue est également très variable, les uns demeurant dissimulés complètement sous le corps cellulaire et pouvant même n'en occuper qu'une faible partie, tandis que d'autres le débordent à une distance plus ou moins grande et se terminent en s'effilant suivant un bord tranchant, présentant ainsi une forme assez comparable à un soc de charrue. Nous avons cherché à représenter ces différents aspects dans la fig. I de la première planche.

Au-dessous de cette rangée épithéliale se trouve la couche basilaire (tunique musculaire des auteurs.) Cette couche est constituée comme nous l'avons vu plus haut par un seul plan de cellules allongées de forme losangique placées dans les interstices que laissent entre eux les prolongements de la face inférieure de l'épithélium. Sur la coupe, la forme de ces éléments est prismatique ou quadrangulaire; la face qui est tournée vers la lumière du canal est arrondie de manière à s'appliquer exactement sur la face inférieure des cellules secrétantes. Le noyau n'est point placé dans l'épaisseur du corps cellulaire, sa forme est elliptique et il fait une saillie plus ou moins prononcée du côté de la lumière du canal. Contrairement aux cellules secrétantes qui sont très-altérables et difficiles à conserver, les éléments dont nous parlons offrent une grande résistance à la putréfaction et à tous les réactifs chimiques. Sur les glandes provenant d'un sujet mort depuis deux ou trois jours où l'épithéliumi nterne est à l'état de détritus granuleux, ces cellules fusiformes sont parfaitement conservées et restent adhérentes à la paroi propre sur les coupes aussi bien que sur les pièces dissociées. Ainsi que nous l'avons dit pour les glandes sudoripares ordinaires, elles sont fixées dans la paroi propre par des crêtes longitudinales très-peu prononcées, la face supérieure de ces éléments qui est en contact avec l'épithélium a toujours une forme plus ou moins convexe. Les dimensions de ces éléments sont en moyenne de 0mm040 de longueur sur 0mm012 dans leur plus grande largeur.

La paroi propre ici est moins épaisse que dans les glandes de la petite variété ; elle ne dépasse guère 0mm002 ; l'enveloppe lamineuse des tubes est également très mince, les fibres élastiques sont rares et paraissent plutôt appartenir au tissu cellulaire peu abondant interposé aux circonvolutions de la glande. La largeur des tubes glandulaires séparés par des travées minces de tissu conjonctif fait que, sur une coupe de la région axillaire, on obtient l'aspect d'une sorte de tissu caverneux dont les lacunes sont beaucoup plus considérables que les cloisons qui les limitent (Pl. III, fig. III, ss). Le diamètre de ces tubes varie entre 0mm1 et 0mm3. A l'intérieur des tubes on voit une masse finement grenue ne se colorant pas par le picro-carminate, mélangée de gouttelettes hyalines et de globes jaunâtres analogues à ceux qu'on trouve à l'intérieur de l'épithélium.

Conduit excréteur. — Le conduit excréteur a la même structure que celui que celui que nous avons décrit pour les glandes sudoripares ordinaires, et son diamètre est à peu près le même.

Des glandes analogues aux glandes axillaires ont été décrites dans les différentes régions que nous avons signalées dans notre description anatomique, mais nulle part on ne les trouve en agglomération volumineuse comme dans l'aisselle Nous avons vérifié leur structure dans l'auréole du mamelon et nous l'avons trouvée identique à celle des glandes axillaires. Par contre, nous avons tenté vainement de retrouver les glandes circumanales décrites par Gay, et nous serions portés à croire, avec Heynold, que les glandes sudoripares de cette région ne diffèrent pas des glandes ordinaires. En tout cas, elles ne forment pas une zône annulaire, comme l'avait admis cet auteur.

§ IV.

GLANDES CÉRUMINEUSES.

Quant à leur configuration générale, les glandes cérumineuses s'écartent des précédentes par une très grande irrégularité de leur calibre. Sur des coupes transversales du glomérule ou peut voir, en beaucoup de points, des tubes huit à dix fois plus larges que leurs voisins ; leur diamètre peut varier de 0^{mm} 030 à 0^{mm} 250. La forme de l'épithélium secréteur est cylindrique ; dans ce cas les cellules sont très allongées ; il est généralement pavimenteux et même presque aplati en certains points ; on trouve d'ailleurs des cellules polyédriques représentant tous les intermédiaires entre ces deux formes extrêmes.

Cet épithélium est remarquable à première vue par l'abondance et le volume des grains jaunâtres dont nous avons parlé précédemment. Les cellules cylindriques présentent presque toutes des expansions en forme de bulles ou de gouttelettes ainsi que l'a décrit Heynold. La couche basilaire est très nette et s'engrène comme pour les glandes précédentes avec les prolongements de l'épithélium superficiel. Dans les points où l'épithélium est pavimenteux, la partie superficielle des cellules est très réfringente, se colore vivement en jaune par l'acide picrique et simule une sorte de cuticule bien différente de celle qui existe pour les cellules polygonales des glandes axillaires. Nous n'avons pu retrouver cette dernière avec son aspect caractéristique sur aucune des glandes cérumineuses soumises à notre examen.

La couche basilaire et la paroi propre ne diffèrent en rien de ce qui a été décrit dans l'aisselle, si ce n'est que cette dernière est encore plus mince et plus difficile à mettre en évidence; autour d'un certain nombre de tubes, on peut constater la présence d'un réseau élastique à fibres très fines. Le conduit excréteur ne présente rien de particulier.

Le diamètre des tubes des glandes cérumineuses varie entre les trois dimensions suivantes: 0^{mm} 025, 0^{mm} 125 et 0^{mm} 250. Les cellules épithéliales cylindriques ont de 0^{mm} 020 à 0^{mm} 035 de long sur 0^{mm} 015 à 0^{mm} 020 de large; les cubiques ont de 0^{mm} 015 de hauteur sur 0^{mm} 020 de largeur. La paroi présente une épaisseur de 0^{mm} 002 à 0^{mm} 003.

§ V.

GLANDES SUDORIPARES DU BORD LIBRE DES PAUPIÈRES OU GLANDES DE MOLL.

Une autre variété de glandes sudoripares, décrites pour la première fois par Moll, existe encore sur le bord libre des paupières. Hubert Sattler a décrit en détail ces glandes, qui sont remarquables en ce qu'elles ne sont pas glomérulées comme les glandes sudoripares ordinaires, mais simplement contournées en forme d'S. Leur nombre paraît assez considérable; il en existerait une en moyenne entre deux cils. La longueur de ces glandes est environ de 0mm 450; l'épithélium de la partie secrétante est cylindrique, mesurant, en hauteur, de 0mm 012 à 0mm 018. Cet épithélium, comme dans les glandes sudoripares, devient stratifié dans le conduit excréteur. Sattler a vu ces glandes s'ouvrir à la partie inférieure des follicules pileux; elles représenteraient, dit encore cet auteur, une sorte d'arrêt de développement des glandes sudoripares ordinaires.

La présence d'une couche basilaire sur ces glandes a permis récemment à M. L. Desfosses, chef du laboratoire de clinique ophtalmologique de la Faculté de médecine, de distinguer, parmi les kystes du bord libre des paupières, ceux qui se développent aux dépens des glandes de Moll.

CHAPITRE V.

LES GLANDES SUDORIPARES CHEZ DIVERS ANIMAUX.

Nous avons examiné les glandes sudoripares ordinaires principalement dans les régions palmaire et plantaire chez le chien, le chat, le cobaye, le blaireau, le hérisson, le rat, le cheval, le jaguar, l'ours et le kanguroo.

Ces glandes sont en général d'un petit volume ; le diamètre total d'un glomérule ne dépassant guère $0^{mm}3$ à $0^{mm}5$. Les tubes ont en général un diamètre très faible et toutes ces glandes se rapprochent beaucoup par leur structure des petites glandes sudoripares de l'espèce humaine. Toutes présentent à considérer dans leur structure les différentes parties déjà énumérées dans notre description histologique générale. Quoiqu'elles puissent former par leur agglomération des paquets glandulaires d'un assez gros volume, cette particularité ne facilite guère leur étude attendu que les détails de structure ne sont faciles à mettre en évidence que sur les tubes glandulaires d'un certain diamètre. Quoiqu'il en soit, les glomérules se trouvent généralement disséminés dans le panicule adipeux ; l'existence de l'épithélium basilaire (couche musculaire des auteurs) est absolument constante, les formes de l'épithélium secréteur sont les mêmes, et les divergences ne portent d'une façon générale que sur le calibre des conduits, sur le volume des éléments constituants et sur l'épaisseur de la paroi propre. Cette dernière acquiert notamment une épaisseur considérable à la plante des pieds de l'ours (Ursus labiatus). Sur cet animal les crénelures de la face externe des cellules basilaires sont d'une grande netteté, les couches épithéliales du conduit excréteur se superposent au point de former cinq ou huit couches ; en outre on peut suivre assez-bien sur ce dernier la paroi propre épaisse de $0^{mm}003$ à $0^{mm}004$ ainsi que la rangée des cellules basilaires. Chez le blaireau (Ursus meles) la lumière du canal acquiert un diamètre assez considérable lorsqu'on considère leur petit volume.

La disposition anatomique de ces glandes est particulièrement élégante sur la patte du kanguroo. Sur cet animal en effet, la couche cornée qui revêt la face plantaire est moulée sur un derme fibreux très résistant ; ce derme présente une série d'élevures coniques haute de trois à quatre millimètres, leur diamètre à la base est de trois millimètres environ et dans chacune d'elles se trouve placé un petit paquet glandulaire ayant un millimètre à un millimètre et demi de diamètre et présente un grand nombre de conduits excréteurs qui traversent perpendiculairement les différentes couches de l'épiderme, affectant un trajet spiroïde qu'on peut poursuivre sur une étendue de cinq à sept millimètres en certains points.

Chez le cheval les glandes sont très petites, allongées et appliquées sur les follicules pileux ; ce sont les seules sur lesquelles nous ayions pu observer la décomposition des corps cellulaires en petits bâtonnets analogues à celle qu'on observe sur les tubes contournés du rein et sur laquelle a insisté M. Ranvier (loc. cit). Nous devons enfin une mention spéciale aux glandes de l'hippopotame qui forment dans le derme de cet animal des pelotons dont le diamètre varie de un à cinq ou six millimètres. Le tube secréteur fort étroit et très irréguliément calibré se ramifie un grand nombre de fois et présente de nombreux cœcums latéraux et simule en beaucoup de points sur la coupe l'aspect d'une glande acineuse (Pl. I, fig. VIII). Ils possèdent une paroi propre d'une épaisseur notable, les cellules basilaires sont peu nettes et paraissent très-écartées les unes des autres ; enfin dans les conduits excréteurs dont le diamètre est relativement énorme, l'épithélium est recouvert d'une cuticule épaisse d'aspect corné. Ce conduit parcourt un trajet de deux à trois centimètres avant d'atteindre la surface libre de l'épiderme. Cette forme glandulaire tend à s'écarter du type des glandes pelotonnées, on la retrouve avec des modifications encore plus prononcées sur les glandes inguinales du lapin ainsi que sur les glandes de Harder du même animal. Ici les divergences sont tellement accentuées que nous ne croyons pas devoir décrire ces organes parmi les glandes sudoripares.

Glandes analogues aux glandes axillaires de l'homme. — Les glandes pelotonnées volumineuses semblables à celles qui occupent le sommet du creux axillaire chez l'homme, se trouvent localisées dans diverses régions chez un certain nombre de mammifères. Nous les avons étudiées chez le mouton, le porc, la génisse, le cheval la gazelle, le chevreuil, le lama et le chien.

Mouton. — Chez cet animal, on trouve des paquets glandulaires d'un certain volume dans la pochette placée de chaque côté des mamelons dans la région inguinale; on les trouve encore dans le sinus biflexe. Dans ces deux points les glandes ont un type qui se rapproche absolument de celui des glandes axillaires. Dans la pochette inguinale les expansions sarcodiques ou gouttelettes de la surface sont extrêmement prononcées. (Pl. II, fig. II.) L'épithélium secréteur est cubique ou pavimenteux avec une zône hyaline ou cuticule très prononcée; les éléments de la couche basilaire offrent une épaisseur notable et s'accumulent par place de façon à former deux couches superposées; ils présentent, en outre, un caractère qui les fait distinguer de ceux de tous les animaux: leur noyau est très allongé et situé au centre du corps cellulaire. On trouve parfois deux noyaux; parmi les éléments de cet ordre, ce sont ceux qui se rapprochent le plus par leur aspect extérieur des fibres musculaires. Dans le pore inguinal aussi bien que dans le sinus biflexe, ces glandes forment une couche continue épaisse de trois à quatre millimètres ; au-dessous d'elle on remarque des follicules sébacés plus ou moins développés mais on n'y voit point comme dans l'aisselle humaine, de glandes sudoripares de la petite variété. Ces deux espèces de glandes réunies secrètent une sorte de substance brunâtre et onctueuse assez analogue par son aspect à du cérumen et formée en grande partie de cellules épithéliales aplaties et chiffonnées mêlées à des gouttelettes graisseuses. La coloration brune est due à des grains de pigment dont le volume ne dépasse guère $0^{mm}0002$ ou $0^{mm}0003$; Ces grains sont jaunâtres, très-réfringents et résistent à tous les acides ainsi qu'à l'eau chlorée; l'ammoniaque, la soude et la potasse en solution concentrée, les pâlissent légèrement. Ils ne se dissolvent ni dans l'éther ni dans le chloroforme.

Le diamètre de ces tubes sudoripares chez le mouton est de $0^{mm}040$ à $0^{mm}200$, la largeur du glomérule est de 2 à 3 millimètres. Quant aux glandes du sinus biflexe qui produisent une substance analogue, elles sont beaucoup moins régulièrement calibrées et présentent des diverticules assez nombreux. Il serait très intéressant de suivre les altérations qu'elles peuvent subir dans la maladie connue sous le nom de suint.

Dans ces deux espèces de glandes on observe des bifurcations très-nettes ; c'est principalement sur elles que nous avons étudié le réseau nerveux au moyen du chlorure d'or. Nous avons encore étudié comparativement ces glandes inguinales chez le mouton, le bélier et chez la brebis soit à l'état de lactation, soit durant le repos de la mamelle, les résultats ont été identiques dans tous les cas.

Porc. — Dans l'auréole du mamelon chez le porc les glandes se distinguent par une couche basilaire d'une grande épaisseur dont les éléments dentelés ayant $0^{mm}005$ d'épaisseur au niveau de leur partie moyenne sur une longueur de $0^{mm}100$ à $0^{mm}150$, avec des noyaux faisant une saillie de $0^{mm}002$ à $0^{mm}003$ à la face interne, pourraient être pris comme exemple dans une description générale. Les prolongements basilaires de l'épithélium offrent une grande longueur; la substance colorante n'y est pas réunie par amas ou globes, mais elle infiltre uniformément le corps cellulaire en lui communiquant une teinte orangée après coloration au picro-carminate. Les glandes ont une longueur peu considérable et présentent quand à la structure histologique le type le plus caractérisé parmi toutes celles que nous avons étudiées; elles sont complètement plongées dans le tissu adipeux ce qui rend leur étude un peu plus difficile.

Génisse. — Dans l'auréole du mamelon de la génisse on trouve également des glandes courtes et très larges avec une couche basilaire beaucoup moins épaisse que celle des précédentes.

Cheval. — Il existe des glandes volumineuses chez le cheval : 1° dans le fourreau de la verge où la peau se continue avec la muqueuse preputiale; 2° chez la jument dans l'auréole du mamelon.

Ces glandes se voient facilement à l'œil nu, grâce à leur couleur noirâtre qui les fait trancher vivement sur les tissus ambiants. Cette coloration est due à la présence dans certaine partie du tube secréteur d'un pigment mélanique infiltrant les cellules épithéliales sous forme de granulations isolées et distendant ces cellules sous forme d'amas globuleux ainsi que nous l'avons figuré (Pl. II, fig. I). Cette coloration est renforcée pour les glandes de l'auréole par la présence du même pigment dans les corps fibro-plastiques de la charpente lamineuse des glandes (Pl. III, fig. I). Ce pigment est assez abondant pour colorer le secrétum contenu dans les tubes excréteurs, mais la coloration est loin d'être aussi prononcée que celle qu'on peut observer dans certaines glandes sébacées (1).

La présence de ce pigment dans l'épithélium secréteur constitue une particularité des plus remarquables ; c'est le

(1) G. Herrmann. — Glandes sébacées du larmier de la Gazelle. Soc. de Biol. 4 janvier 1880.

seul cas de ce genre que nous ayons rencontré sur les nombreux animaux soumis à notre examen. On voit bien parfois les corpuscules pigmentés de la couche profonde du corps muqueux de Malpighi se continuer à une certaine distance sur l'infundibulum dans lequel vient s'aboucher le conduit excréteur des glandes sudoripares palmaires ou plantaires, mais jamais ces granulations mélaniques ne s'étendent jusqu'au glomérule. Le fait qu'on observe normalement chez le cheval est analogue à celui qu'on trouve chez l'homme dans les cas de chromidrose. Celle-ci en effet, ainsi que l'a démontré M. Robin, est due à la production pathologique de substances colorantes bleuâtres ou jaunâtres dans les glandes sudoripares.

Le diamètre des conduits pour les grosses glandes du fourreau varie de 0mm030 à 0mm200. La paroi propre y est très nette, la couche basilaire y est composée de fibres aplaties en quelque sorte rubanées. Cette forme est du reste celle qu'on observe sur les grosses glandes de tous les animaux à l'exception du porc et du mouton déjà cités.

Gazelle. — Sur le larmier de la gazelle, les glandes sudoripares forment au-dessous des follicules sébacés pigmentés (pl. III, fig. II) une couche semblable à celle que nous avons décrite sur la pochettte inguinale et le sinus biflexe du mouton. Quand aux glandes de la pochette du même animal, elles sont situées également au-dessous d'une couche de glandes sébacées volumineuses ; mais leur type histologique s'écarte considérablement de celui de toutes les glandes précédentes. En effet, les tubes glandulaires complétement bourrés de cellules épithéliales très granuleuses ressemblent bien plutôt à celles des glandes sébacées qu'aux cellules qui sécrètent la sueur. Il est presque impossible de trouver une lumière au centre de ces canaux glandulaires, peut-être faut-il attribuer à la rigueur du climat (hiver 1880) l'état anormal de ces glandes dont l'activité aurait été suspendue par l'action des grands froids qui ont du reste amené la mort des animaux que nous avons pu examiner.

La localisation des glandes sous forme de pochette inguinale (*inguinal pits*), de dépression faciale (*suborbitary pits*) et de larmier (*maxillary pits*), caractérisent toute une classe d'animaux et a attiré depuis longtemps l'attention des auteurs d'anatomie comparée. C'est ainsi qu'Owen (*Anatomy of vertebrates*) a publié une classification des Antilopidés en se basant sur les caractères tirés de la disposition spéciale qu'affectent ces diverses glandes chez ces animaux.

Ajoutons ici que le glomérule des glandes sudoripares du larmier de la gazelle mesure en moyenne 1^{mm} 3.

Chevreuil. — Nous avons vérifié pour le chevreuil les données contenues dans une note de Solger sur la constitution de la brossette chez cet animal. Les glandes sudoripares qui y sont contenues, abstraction faite de leur volume et du calibre considérable des conduits, se rapprochent beaucoup des glandes sudoripares ordinaires, sauf l'existence d'une couche cuticulaire souvent très nette à la surface de l'épithélium prismatique peu élevé et uniformément pigmenté en jaune par des granulations très fines. Comme dans la plupart des régions, ces glandes se trouvent mélangées à des follicules sébacés volumineux autour de follicules pileux très développés. On sait que c'est à la sécrétion de la brossette que les chasseurs ont coutume d'attribuer l'odeur caractéristique de ces animaux.

Les glomérules des glandes de la brossette du chevreuil sont plus petits que ceux de la gazelle et ne mesurent environ que 0^{mm} 006 de diamètre.

Lama. — Le lama présente un sinus biflexe rudimentaire constitué par une simple dépression cornée de l'épiderme. On trouve à ce niveau, sur une zône large d'un centimètre à un centimètre et demiet longue de deux à trois centimètres, des glandes sudoripares dont le diamètre ne dépasse pas 0^{mm} 002. Elles sont tapissées par un épithélium cubique dépourvu de granulations pigmentaires et nous ont paru, comme celles de la gazelle, être en non activité. Ces glandes qui ne sont pas mélangées à des follicules sébacés et qui s'ouvrent directement à la surface d'un épiderme très épaissi se rapprochent plutôt, quant à leur disposition, des glandes palmaires et plantaires que des glandes à type axillaire.

Chien. — Au point de vue du rôle que peuvent jouer les glandes pelottonnées localisées dans certaines régions, il est intéressant de citer celles qui constituent les glandes anales du chien. Ces glandes sont formées par deux poches arrondies situés de part et d'autre de l'orifice anal et débouchant chacune par un conduit oblique au niveau de la marge de l'anus. Ces deux poches sont deux réservoirs dont le paroi a la structure de la peau, sauf qu'elle est dépourvue de follicules pileux et sébacés. Dans ce réservoir viennent déboucher un grand nombre de glandes pelotonnées se rapprochant par leur structure du type des glandes axillaires. Ces glandes ne sont pas des glandes en grappe et représentent une modification spéciale des glandes sudoripares.

Nous n'avons pas eu l'occasion d'étudier comparativement les glandes des animaux fournissant des produits usités en médecine (musc, castoréum, etc.)

CHAPITRE VI.

DÉVELOPPEMENT DES GLANDES SUDORIPARES.

Le développement des glandes sudoripares a été bien étudié, notamment par Kolliker. Selon cet auteur, ces glandes naîtraient au cinquième mois de la vie intra-utérine, par un bourgeon épithélial, partant de la face profonde du corps muqueux de Malpighi. D'après nos propres recherches, on peut trouver les premiers rudiments de ces glandes déjà dans le courant du quatrième et peut-être à la fin du troisième mois. Il y a à cet égard quelques variations individuelles et des divergences assez marquées, selon la région sur laquelle on fait porter l'examen. Quoi qu'il en soit, ce bourgeon s'allonge rapidement et bientôt son extrémité se renfle d'une manière notable. A ce moment la partie renflée a un diamètre de 0^{mm}, 050 à 0^{mm},080, tandis que celui du cylindre épithélial qui en part ne dépasse guère 0^{mm} 040. Dans le courant du sixième mois on peut remarquer que la partie renflée se recourbe légèrement sur elle-même, formant ainsi une espèce de crochet, dont la concavité est dirigée sur la surface libre de la peau. Jusque-là, le bourgeon épithélial était absolument plein et on ne voyait aucune trace de lumière glandulaire, ni dans ce bourgeon lui-même, ni dans la couche épidermique qui lui avait donné naissance. C'est dans le courant du sixième ou septième mois, que les glandes commencent à montrer une cavité centrale et cette dernière s'ouvre à la surface de la peau par des pores distincts à la fin du septième mois (Kolliker).

Jusque dans ces derniers temps on avait admis généralement que le canal glandulaire se formait en commençant par la surface de la peau et en progressant ensuite peu à peu vers la profondeur. M. Ranvier a constaté que les premières traces de la cavité se montrent dans la position renflée du bourgeon épithélial, et d'après lui la formation de l'excavation serait due à celle de la cuticule du canal excréteur. Nous ne saurions affirmer si le canal central apparaît primitivement à la limite du tube sécréteur, mais nous avons reconnu qu'en effet il apparaît vers le sixième mois, sous forme d'une petite cavité pyriforme, occupant la portion terminale du bourgeon, un peu au-dessous du point où il est recourbé. Cette cavité s'effile du côté de l'épiderme et progresse ainsi peu à peu, de ces profondeurs vers la surface, comme l'a indiqué M. Ranvier. Nous n'avons pas pu saisir le moment où se fait l'ouverture de la surface de l'épiderme et nous ne pouvons indiquer le mécanisme exact d'après lequel s'établissent les pores de la sueur. A partir du moment où la cavité apparaît au centre du bourgeon, ce dernier s'accroit rapidement par son extrémité et s'enroule irrégulièrement de sorte que vers la fin du huitième mois, on a un état qui se rapproche beaucoup de celui des glandes de l'adulte. Un point qui mérite de fixer notre attention est celui qui concerne le développement de la couche basilaire. M. Ranvier, quoi qu'il considère les éléments basilaires comme des fibres musculaires, a reconnu qu'elles étaient d'origine ecdodermique. Il dit textuellement :

« Les cellules extérieures du renflement terminal de ce bourgeon deviennent par simple différenciation, les fibres musculaires du tube secréteur. Ces fibres se développent donc aux dépens du feuillet externe du blastoderme. »

Nous avons pu constater que, comme le dit fort exactement Kolliker, le bourgeon épithélial est entouré d'une membrane hyaline très-mince et délicate, représentant une continuation du basement membrane de Bowmann. En poursuivant le développement des glandes, à partir de leur origine, on voit que le cylindre épithélial est toujours entouré par cette zône hyaline mince, qui forme une barrière continue entre lui et le tissu conjonctif ambiant. On ne voit donc pas à quel moment les éléments mésodermiques pourraient venir s'ajouter aux cellules du bourgeon épithélial et s'appliquer contre elles, pour constituer la couche basilaire. L'origine de cette dernière nous parait en conséquence, devoir être admise sans réserve. Ce fait cesse de paraître extraordinaire, lorsqu'on admet, comme nous l'avons fait, la nature épithéliale des cellules basilaires. Si l'on parcourt en effet tous les auteurs qui se sont occupés de ce sujet, on voit qu'on les avait considérés comme des muscles, tout simplement d'après quelques analogies lointaines de forme et de dimension. Même si l'on remonte à l'origine de cette opinion, on voit qu'elle est greffée sur une autre erreur. En effet, les premiers histologistes qui ont signalé l'existence de cette couche basilaire, l'on considérée comme une couche musculaire surajoutée à la glande en dehors de la paroi propre. On a depuis reconnu quelle est la situation véritable de ces éléments, mais on a continué comme auparavant à les regarder comme des muscles.

Nous pensons que c'est la présence de cette couche basilaire qui a fait admettre à Kolliker que le conduit glandulaire de l'embryon possédait un épithélium stratifié. Cette stratification n'existe en réalité que tout à l'extrémité du bourgeon, dans la portion terminale, encore dépourvue d'une lumière centrale.

CHAPITRE VII.

RÉSUMÉ CRITIQUE ET CONCLUSIONS.

Les points particuliers qui se dégagent de l'ensemble de notre travail et que nous allons chercher à préciser dans nos conclusions ne sont pas strictement limités au terrain anatomique. Lorsqu'on pénètre la structure intime d'un organe tel que les glandes sudoripares, et qu'on en fait l'anatomie générale, il devient souvent impossible de séparer nettement les choses qui appartiennent à l'étude purement statistique, et celles qui ressortent de l'étude dynamique; en d'autres termes, on ne parvient plus à tracer une limite précise entre les notions anatomiques et celles qui tombent dans le domaine de la physiologie. Quelle est, en effet, la partie importante et essentielle, non- seulement des glandes que nous étudions ici, mais encore de tous les parenchymes en général tels qu'on les connaît aujourd'hui, grâce aux progrès de l'histologie? C'est évidemment l'épithélium dont la constitution intime et les affinités chimiques, sont les conditions premières qui déterminent la nature de la substance produite, ainsi que le mécanisme sécrétoire; et cela aussi bien dans les sécrétions proprement dites, où les cellules épithéliales *fabriquent* des principes immédiats ne préexistant pas dans le sang, que dans les excrétions où l'action de l'épithélium se réduit à un *choix chimique* des principes simplement excrétés.

Or, il existe des études très complètes sur des organes ayant un mode d'activité analogue qui prouve que le fonctionnement des appareils glandulaires comporte des changements morphologiques des éléments sécréteurs, selon qu'on les considère à l'état d'activité ou à l'état de repos. En un mot, une étude complète d'un organe semblable exigerait la connaissance exacte des diverses phases évolutives que parcourt la cellule épithéliale, phases qui varient considérablement selon qu'on envisage l'élément à l'état d'activité ou à l'état de repos. Il eut été très intéressant, à cet égard, de refaire pour les glandes sudoripares, ce qu'on a fait pour d'autres parenchymes, et notamment pour les glandes salivaires. Malheureusement nous n'avons pas pu réaliser les conditions nécessaires pour des recherches de ce genre. Il n'y a qu'un seul auteur qui ait fait jusqu'à ce jour une tentative dans cette voie, c'est M. le professeur Renaut, de Lyon. L'animal qu'il avait choisi à cet effet, présente des conditions particulièrement favorables ; malheureusement, sa description est un peu trop sommaire, et la méthode qu'il a mise en usage, c'est-à-dire la fixation des glandes par l'alcool, ne nous paraît guère indiquée dans un cas semblable. Nous avons, en effet, fixé simultanément par l'alcool et par le liquide de Muller, les glandes d'un supplicié. Or, dans les premières, l'épithélium sécréteur présentait les altérations les plus manifestes, tandis que les autres se trouvaient dans l'état de conservation le plus satisfaisant. Pour l'étude de ces sortes de modifications épithéliales, nous pensons qu'il est indispensable de traiter des pièces absolument fraîches par l'acide osmique. C'est le procédé dont se sont servi tous les auteurs pour étudier ces glandes dans ces derniers temps ; c'est aussi celui qui nous a fourni les préparations les plus nettes.

Pour trancher cette question des modifications de l'épithélium inhérentes à la sécrétion, il faudrait procéder d'une manière plus rigoureuse, examiner par exemple, des glandes que l'on aurait maintenues dans un repos prolongé par l'action de l'atropine, et rechercher ensuite quels seraient les changements qu'on obtiendrait sur des glandes analogues, à l'aide des réactifs physiologistes spéciaux de la sueur (*jaborandi, pilocarpine*). Une pareille expérimentation aurait encore pu fournir des renseignements précieux à un autre point de vue, celui de la classification générale des glandes pelotonnées qui s'ouvrent sur la peau. Il s'agirait de savoir, en effet, si la pilocarpine agit sur les glandes spéciales et sur les glandes odorantes, comme sur les glandes sudoripares proprement dites. Nous ne pouvons qu'indiquer ce côté de la question, attendu que les essais que nous avons tentés dans cette direction n'ont pas été couronnés de succès.

Les glandes des animaux dont on dispose habituellement dans les laboratoires sont bien petites et se prêtent mal à ce genre d'investigation. Grâce au concours bienveillant de M. le professenr G. Pouchet, nous avons pu opérer sur un mouton. En pratiquant des injections de nitrate de pilocarpine à la dose de quatre à six centigrammes au niveau de la pochette inguinale où siègent d'énormes glandes enroulées répondant au type axillaire, nous avons obtenu une certaine rougeur de la peau, mais la sécrétion a été nulle ou insignifiante ; et cela malgré des effets généraux très prononcés (élévation notable de la température, accélération des battements du cœur, même jusqu'à 140 par minute, et salivation abondante). Ainsi que nous l'avons dit plus haut, le cheval réunirait toutes les conditions les plus favorables à ce genre de recherches, il possède en effet un appareil sudoripare très développé sur toute la peau, et des glandes volumineuses nettement localisées que M. Renaut ne paraît pas avoir examinées.

Une autre étude fort intéressante eût été celle du sécrétum, que fournissent les glandes des diverses catégories. D'après M. Robin (*Traité des humeurs ;* cours professé à la Faculté de médecine), la sueur est constamment acide, et son acidité est due probablement à la présence d'un acide gras volatil. Dans les points où elle est alcaline, cette réaction pourrait être due aussi bien à la sueur elle-même qu'à la présence d'une humeur sébacée alcaline qui, après avoir saturé une sueur acide, resterait alcaline en surplus (creux axillaire). Il est à remarquer, en effet, que dans les points où les glandes pelotonnées paraissent avoir une affectation spéciale (paupière, conduit auditif externe,) le sécrétum que l'on peut recueillir résulte du mélange de la sueur et du produit des follicules sébacées ; (glandes de Meibomius, glandes ciliaires ; follicules sébacées du conduit auditif.) Or, on n'a jamais déterminé quelle est la part qui doit être attribuée à chaque espèce de glandes dans la production des sécrétions complexes telles que la chassie, le cérumen, etc. ; il faut encore ranger dans le même groupe la matière onctueuse et brûnâtre qui remplit les pochettes inguinales chez le mouton.

C'est dans ce sens que M. le professeur Robin a dénié aux glandes du conduit auditif le nom de glandes cérumineuses.

Nous remarquons enfin que d'après toutes les notions que l'on possède jusqu'à ce jour, les glandes sudoripares rentrent dans la catégorie des parenchymes non glandulaires; aussi M. Robin les désigne-t-il sous le nom de follicules sudoripares. Le même auteur considère l'appareil de la sueur comme analogue à un rein disséminé, et fait observer que si toutes les glandes sudoripares de l'homme se trouvaient agglomérées, elles formeraient un organe plus gros que le poing. Une pareille agglomération n'existe sur aucun animal, mais un exemple de ce genre nous est fourni pour les follicules sébacés par la glande uropigienne des oiseaux.

Il est probable que parmi les glandes des deux dernières catégories, il s'en trouverait qui seraient à ranger parmi les parenchymes glandulaires, c'est-à-dire sécrétant des produits chimiques particuliers. L'analyse de l'humeur fétide des poches anales du chien, qui paraît produite exclusivement par des glandes en tubes enroulés, serait propre à porter quelque lumière dans cette question.

En l'absence de l'expérimentation physiologique et d'une analyse chimique plus complète des différents produits, nous ne pouvons baser notre classification que sur le seul examen histologique pratiqué comparativement sur les différentes espèces de glandes tant chez l'homme que chez les animaux. Abstraction faite des divergences secondaires relatives à la forme générale et au volume des glandes, les caractères distinctifs essentiels sur lesquels nous nous basons sont fournis par les épithéliums secréteurs. Le tableau de la page 22 résume la structure d'une glande idéale qui représente d'une façon systématique les caractères anatomiques essentiels, communs à tous les organes de ce genre.

Nous donnons ci-joint les caractères distinctifs des trois espèces de glandes que nous avons décrites chez l'homme:

GLANDES ORDINAIRES ou sudoripares proprement dites.	GLANDES AXILLAIRES.	GLANDES DU CONDUIT AUDITIF EXTERNE.
Lumière très-étroite.	Calibre très-large.	Id.
Contenu finement granuleux.	Contenu granuleux, avec grains et globes pigmentaires et gouttes azotées.	Contenu analogue, mais plus riche en grains pigmentaires et en gouttes azotées.
Paroi propre épaisse.	Paroi propre mince.	Paroi propre presque nulle.
Couches concentriques de cellules plates de tissu conjonctif.	Pas de couche concentrique de cellules plates.	Id.
Cellules basilaires petites et distantes les unes des autres.	Cellules basilaires volumineuses disposées en couches serrées.	Id.
Cellules secrétantes pyramidales très-allongées sans cuticule. Protoplasma grenu. Granulations pigmentaires ou graisseuses petites et rares.	Cellules secrétantes à deux formes : 1° Cubique avec une cuticule hyaline épaisse. 2° Prismatique. La portion hyaline du sommet faisant une saillie plus ou moins marquée. Dans ces deux formes, la portion basilaire est formée d'un protoplasma granuleux présentant des grains jaunâtres et des gouttes azotées.	Cellules secrétantes à deux formes : 1° Pavimenteuse aplatie, avec une cuticule très-mince, d'aspect corné. 2° Prismatique, semblable à celle des glandes axillaires. Contenu analogue. Plus grande abondance de pigment et de gouttes transparentes.
Prolongements basilaires courts.	Prolongements basilaires très-longs.	Id.

Nous n'insistons pas sur les glandes de la paupière, dont nous n'avons pas fait une étude particulière. Elles représentent en somme une variété rentrant dans le groupe des glandes pelotonnées, ayant une affectation spéciale ; ce groupe est représenté dans le tableau ci-dessus par les glandes dites cérumineuses.

CONCLUSIONS.

1o Les glandes pelotonnées qui s'ouvrent à la surface de la peau, chez l'homme se divisent: 1o en glandes sudoripares proprement dites; 2o en glandes spéciales telles que les glandes dites cérumineuses et celles de Moll; 3o en glandes odorantes représentées par les glandes volumineuses du creux de l'aisselle (glandes axillaires), et les organes analogues disséminés dans diverses régions (pli de l'aine, auréole du mamelon, etc.)

2o L'examen des glandes cutanées sur un grand nombre de mammifères tend à justifier complétement cette classification.

3o Toutes ces glandes, quelque soit leur volume et sur quelqu'animal qu'on les considère, répondent au même type structural; les caractères de ce dernier ont été indiqués dans notre description histologique générale.

4o Les différences qui existent entre les trois espèces de glandes portent principalement sur l'épithélium sécréteur. En effet, le volume total des glomérules, qui est un caractère très concluant chez l'homme, ne peut plus être regardé comme tel quand on envisage la totalité des mammifères.

5o La tunique musculaire, admise par tous les auteurs modernes dans la paroi des glandes sudoripares, doit être considérée comme une couche épithéliale basilaire.

INDEX BIBLIOGRAPHIQUE.

1683. — *Nicolas Sténon.*

1684. — *Grew* (Nehem). The description and use of the pores in the skin of the hands feet. Dans: philos. Trans. 1684, p. 566.

1685. — *Albinus*. Diss. de poris humani corporis. Francfort-sur-l'Oder. — In-4° et dans Haller: Diss. anat. t. III.

1685. — *Hoffmann*. Diss. de cuticula et ente, Altdorf, 1685. — In-4°.

1719. — *Leeuwenhœck*. — Epist. phys., super. complur. natur. Arcana, Epistol. XLIII.

1745. — *Fantoni*. J. De corporis intégumentis. Diss. anat. prior. renovat. Turin, 1745, in-8°, n° 1.

1750. — *Cowper* ou *Broloo*. Anat. corp. hum; Utrecht, in-folio, tab. 4, fig. 6.

1801. — *Bichat* (Xavier). Syst. cutané dans anatomie générale.

1805. — *Andrée* (Ch.-Max.). Diss. de cute humana externa. Leipzig, in-8°.

1809. — *Gaultier* (Gab.-Ant.) Recherches sur l'organisation de la peau de l'homme et sur les causes de sa coloration. Paris, in-8°.

1812. *Prochaska*. Disquisitio anatomico-physiologica organismi corpor. hnmani, etc.; Vienna, 1812.

1814. — *Rudolphi*. Abhandlungen der Kœnigl. Akad, zu Berlin.

1814. — *Schroëter*. Das Menschliche Gefühl oder Organ getates, nach den Abbildungen mehrerer, Beruchmten Anatomen dargestelld. In-folio Leipsick.

1814. — *Dutrochet*. Observation sur la structure et la régénération des plumes avec des considérations sur la composition de la peau des animaux vertébrés. Journ. de physiol. Mai 1819. Obs. sur la struct. de la peau. Journ. complémentaire du dictionnaire des sc. méd. 1819, p. 366.

1820. — *Mojon*. Osservazioni notomico-fisiologiche sull' épidermide, p. 19. Genova, 1820.

1823. — *Béclard*. Eléments d'anatomie générale de l'homme. Paris.

1825. — *Blumenbach*. Instit. physiol. de J.-F. de Meckel. Manuel d'anat. génér. descrip. et path. Traduit par A. S. L. Jourdan et G. Beschet. Paris, 1825.

1825. — *Schreger*. De bursis mucosis subcutaneis. Acc. tabb. IX. Erlangen, in-folio.

1826. — *Eichorn*. Archiv. de Meckel. des exhalations qui se font par la peau et des voies par lesquelles s'opèrent ces exhalations. N° 3.

1827. — *Eichorn*. Journal des progrès des sc. et instit. méd., 1827. T. III.

1827. — *Stefano Delle Chiaje*. Osservazioni sulla struttura del l'épidermide umana. Napoli, 1827.

1828. — *Bertrand P*. Essai sur la peau, sa structure, ses fonctions, ses sympathies et l'action des corps environnants. Thèse. Paris.

1830. — *F. Klein*. De sinu cutaneo ungulorum ovis et caprae.

1833-1834. — *Vendt* (Alph.) Diss. de epiderme-humana. Breslau, 1833. Ueber die menschl. Epidermis. In Müller's Archiv., 1834. (C'est dans la thèse de Vendt que sont consignées les recherches de Purkinje sur les vaisseaux sudorifères.)

1834. *Purkinje*. Thèse de Wendt.

1834. — *G. Breschet et Roussel de Vauzême*. Recherches anatomiques et physiologiques sur les appareils tégumentaires. Ann. des sc. nat., t. II., p. 167 et 321.

1835. — *Gurlt*. Müller's Archiv. p. 399.

1839. — *Rapp*. Müller's Archiv.

1839-1841-1848-1849. — *Peters*. Müller's Archiv.

1841. — *Meckel*. Müller's Archiv., p. 220.

1845. — *Ch. Robin*. Note sur une espèce particulière de glandes de la peau de l'homme, présentée à l'Institut le 8 décembre 1845. Annuaire des sc. nat., t. IV, p. 280.

1848-1852. — *Karsten*. Müller's Archiv. 1848, p. 367. 1852, p. 73.

1849. — *Ch. Robin*. Glande du creux de l'aisselle. Comptes-rendus des séances et mémoires de la société de Biologie pendant l'année 1849, p. 77.

1849. — *Brown-Sequard*. — Bul, soc. de Biol. p. 104.

1853. — *Favre*. Recherches sur la composition chimique de la sueur chez l'homme. Archiv. générales de médecine. Paris, in-8°.

1854. — *Verneuil*. Archiv. générales, octobre 1854.

1857. — *Möll*. Bijdragen, tot. de anat. en phys. Utrecht. 1857. Archiv. f. ophthalmol. III. Bd. 2. Abth. p. 261.

1859. — *Lotzbeck*. Virch. archiv. Bd. 16. p. 160.

1861. — *Parrot*. Mémoire sur l'hématidrose. Gazette hebdomad. de médecine. Paris.

1863. — *Ch. Robin*. Hématidrose. Archives générales de médecine.

2863. — *Leroy de Méricourt*. Sur la Chromidrose. Annuaire d'oculistique. Bruxelles 1863.

1864. — *Ch. Robin*. Hématidrose. Gazette médicale de Paris.

1865. — *Schrön*. Contribuzione alla anat. e pat. della cute umana.

1866. — *Montreul*. Physiologie et pathologie de la sueur. Paris, Thèse 1866, in-4°.

1867. — *Kölliker*. Handbuch der Gewbelchre, p. 142.

1867. — *F.-E. Schulze*. Ueber cuticularbildungen und verhornung von Epithelzellen bir den Wirbelthieren. M. Schultze's Archiv. V.

1867. — *L. de Wecker*. Traité th. et prat. des maladies des yeux.

1868. — *Krause*. — Anat. des Kaninchens.

1868. — *Langerhans* — Arch. de Virchow.

1868. — *Richard Owen*. Anat. of vertebrates, t. III, p. 622.

1869. — *Auffhammer*. Société médico-phys. de Würzbourg, nouvelle série, t. I.

1871. — *Gay*. Die Circumanaldrüsen des Menschen, sitzungsberichte der Wiener Akademie. Bd. 2, Abtheil II, Jahrgang.

1871. — *Biesiadecki*. Art. peau dans Stricker.

1872. — *Striker's* Handl.

1873. — *W. Krause.* Centralbl, n° 52.

1873. — *Colin.* Traité de physiologie comparée des animaux, t. II.

1873. — *Tomsa.* Beiträge zur anatomie und physiolog. der Menschl. Hant. Archiv. für Dermatologie und syphilis.

1874. — *Ch. Robin.* Cours de 1874, recueilli par Gontier.

1874. — *Pelouze et Frémy.* Traité de chimie générale analytique, industrielle et agricole. Tome VI.

1874. — *Heynold.* Ueber die Knaeuedrüsen des Menschen. Archiv. de Virchow, t. LXI p. 77.

1874. — *Waldeyer.* In Handb d. gesam Augenheilk de Græfe u. Sämisch.

1875. — *Hörschelmann.* Inaugural diss.

1876. — *Hesse.* Jür Kenntuiss d. Hautdrüsen u. ihrer muskeln Zetis f. anat. u. Entw. de His et Braune Bd.

1876. — *Kendal et Luchsinger.* In Pfluger's Archiv. t. XII.

1877. — *Frey.* Traité d'histologie et d'histochimie, Paris.

1877. — *Hubert Sattler.* Beitrag zur Kenntuiss der modificaten (Moll'schen) Schweissdrüisen des Livrandes. Arch. Mikr. anat. Février 1877.

1877. — *Luchsinger.* Pfluger's Arch. t. XIV.

1877. — *Arnstein.* Centralblatt. med. 3 novembre.

1878. — *Dr B. Solger.* Schweissdrüsenlager beim Bch. von Dr B. Solger. Prosector in Hall. as. Zool Anzeiger.

1878. — *Ch. Rémy.* Recherches histologiques sur l'anatomie normale de la peau de l'homme à ses différents âges. Thèse. Paris.

1878. — *Coyne.* Sur les terminaisons des nerfs dans les glandes sudoripares de la patte du chat. Gaz. méd. de Paris, p. 269.

1878. — *Renaut.* Note sur l'épithélium des glandes sudoripares. Gazette médicale de Paris, p. 295.

1878. — *L. Couty.* Des terminaisons des nerfs dans la peau. Thèse d'agrégation. Paris.

1879. — *G. Herrmann.* Particularités relatives à la structure des glandes sudoripares. Communication à la soc. de Biol. le 27 décembre.

1879. — *Ranvier*. Sur la structure des glandes sudoripares. Comptes-rendus hebdomadaires des séances de l'Académie des sciences, n° du 29 décembre 1879. p. 1120.

1879. — *Ch. Rémy*. Sur l'état anatomique du cuir chevelu, comparé à différents âges de la vie et dans certaines conditions pathologiques. Journal de l'anat. et de la physiolog. de Ch. Robin.

1880. — *Bouveret*. Des sueurs morbides. Thèse d'agrégation. Paris.

1880. — *L. Desfosses*. Kystes sudoripares du bord libre des paupières. Archiv. d'ophtalmologie, n° 1.

1881. — *G. Herrmann*. Sur une forme particulière d'épithélium propre à certaines glandes cutanées. Communiquée à la soc. de Biol., le 5 mars.

QUESTIONS

Anatomie et histologie normales. — Structure et développement des os?

Physiologie. — De la fécondation?

Physique. — De l'œil considéré comme instrument d'optique?

Chimie. — Des alcaloïdes?

Histoire naturelle médicale. — Des astringents organiques?

Pathologie externe. — Des hémorrhagies artérielles?

Pathologie interne. — De la méningite tuberculeuse?

Pathologie générale. — Des vomissements?

Anatomie pathologique. — Du ramollissement cérébral?

Médecine opératoire. — Des amputations?

Pharmacologie. — Des sucs des végétaux? Quelles sont les formes sous lesquelles on les emploie en médecine?

Thérapeutique. — De l'emploi de la digitale?

Hygiène. — Des aliments nervins?

Médecine légale. — De l'infanticide?

Accouchements. — De la version?

Vu, bon à imprimer:

CH. ROBIN.

VU ET PERMIS D'IMPRIMER:

Le Vice-Recteur de l'Académie de Paris,

GRÉARD.

EXPLICATION DES PLANCHES

PLANCHE I.

Figure I. — Cellules du tube sécréteur des glandes de l'auréole du mamelon chez la truie: 580/1 diamètre.

1. Cellules à un seul prolongement cloisonné occupant toute la largeur de la cellule, vues de profil et de champ.

2. Cellules à un seul prolongement n'occupant qu'une partie du corps cellulaire.

4. Prolongements obliques débordant le corps cellulaire.

3. Cellules à prolongements multiples.

Figure II. — Lambeau du même épithélium vu de champ *p*. lignes foncées correspondant aux prolongements basilaires 480/1 diamètre.

Fig. III. — Idem. Les prolongements sont plus élevés. 480/1 diamètre.

Fig. IV. — Lambeau du même épithélium: l'objectif étant mis au point pour le tiers supérieur du corps cellulaire *g*. Portion hyaliner et réfringente au sommet des cellules présentant des formes diverses 480/1 diamètre.

Figure V. — 1. Deux cellules isolées avec des expansions basilaires très longues et dont le partie hyaline fait saillie en forme de gouttes au sommet des cellules.

3. Cellule à deux noyaux.

4. Lambeau de cellules vues de profil.

2. Cellules cubiques avec une bande hyaline (*cuticule*) à la surface.

Fig. VI. — Lambeau d'épithélium formé de cellules semblables à celles de de la figure V. 2. — sur une partie de ce lambeau toute la partie inférieure des corps cellulaires a été enlevée mécaniquement et la cuticule reste seule sous forme d'une lamelle transparente divisée en champs polygonaux.

Fig. VII. — Conduit excréteur.

1. Vu sur une coupe longitudinale.
2. Vu sur une coupe transversale.
a. épithélium cubique à deux couches.
k. cuticule.

Fig. VIII. — Glande sudoripare de l'Hippopotame.

s. t. Conduits excréteurs avec un épithélium cylindrique à deux couches.
i. i. Tubes sécréteurs coupés en divers points. Paroi propre et épithélium cylindrique allongé.
l. Charpente lamineuse de la glrnde.

PLANCHE II.

Figure I. — Glande du fourreau de la verge du cheval. L'épithélium sécréteur (*a*) est coupé perpendiculairement, excepté sur l'un des tubes à droite où il est vu de champ. On y remarque des granulations de pigment mélanique isolées ou accumulées en masse (*p*), une couche supeficielle hyaline (*k*), faisant parfois une saillie en forme de goutte. (*gg*) Gouttes libres nageant dans la lumière des conduits.

La couche basilaire (*b*) est peu élevée, la paroi propre (*m*) très nette.

(*l.*) Tissu conjonctif.

Fig. II. — Glande de la pochette inguinale du mouton. Les lettres ont la même signification que dans la figure présente. On peut voir dans un certain nombre de cellules basilaires le noyau ayant une situation centrale.

Fig. III. — Cellules basilaires d'une glande de l'auréole du mamelon du porc.

Noyaux saillants et bords dentelés.

Fig. IV. — Tube d'un glomérule de la pochette inguinale du mouton. On voit l'épithélium cubique (*a*) enlevé en certains points pour laisser voir les cellules fusiformes (*b*) de la couche basilaire sous jacente.

Fig. V. — Cette figure est destinée à montrer la coupe des crêtes longitudinales par lesquelles les cellules basilaires s'engrènent avec la paroi propre, ainsi que les noyaux (*n*) à situation excentrique. (*Glandes axillaires d'un supplicié.*)

Fig. VI. — Glandes axillaires d'un supplicié. Coupe tranversale, les lettres ont la même signification que dans les fig. 1 et 2.

Fig. VII. — Epithélium des glandes axillaires dissociées après fixation à l'acide osmique.

On voit les corps cellulaires polygonaux avec des noyaux dont la grosseur et le nombre varient, des nucléoles très nets, dans un certain nombre de cellules (4) on aperçoit les gouttes ou globes décrits dans le texte.

PLANCHE III.

Figure I. — Glandes de l'auréole du mamelon de la jument.

Cette figure montre le pigment dans l'épithélium (*a*) ainsi que dans les corps fibroplastiques (*l*) du tissu conjonctif qui entoure les tubes glandulaires.

Fig. II. — Coupe de la pochette inguinale et de la gazette Kével.

(*a*) Epiderme.
(*d*) Derme.
(*g*) Couche des glandes sébacées.
(*s*) Couche des glandes sudoripares.

Fig. III. — Coupe des téguments au sommet du creux axillaire d'un supplicié.

(*a*) Epiderme.
(*d*) Derme.
(*g*) Glandes sébacées.
(*p*) Poil et follicule pileux.
(*q*) Glande sudoripare ordinaire.
(*s*) Glande axillaire.
(*c*) Conduits excréteurs des glandes.

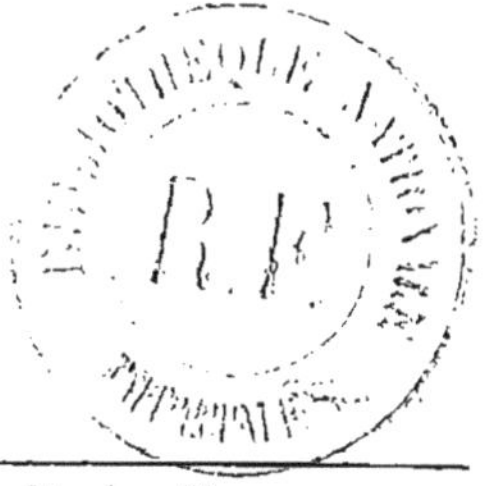

Auxerre, imprimerie Albert Gallot, rue de Paris, 47.

192

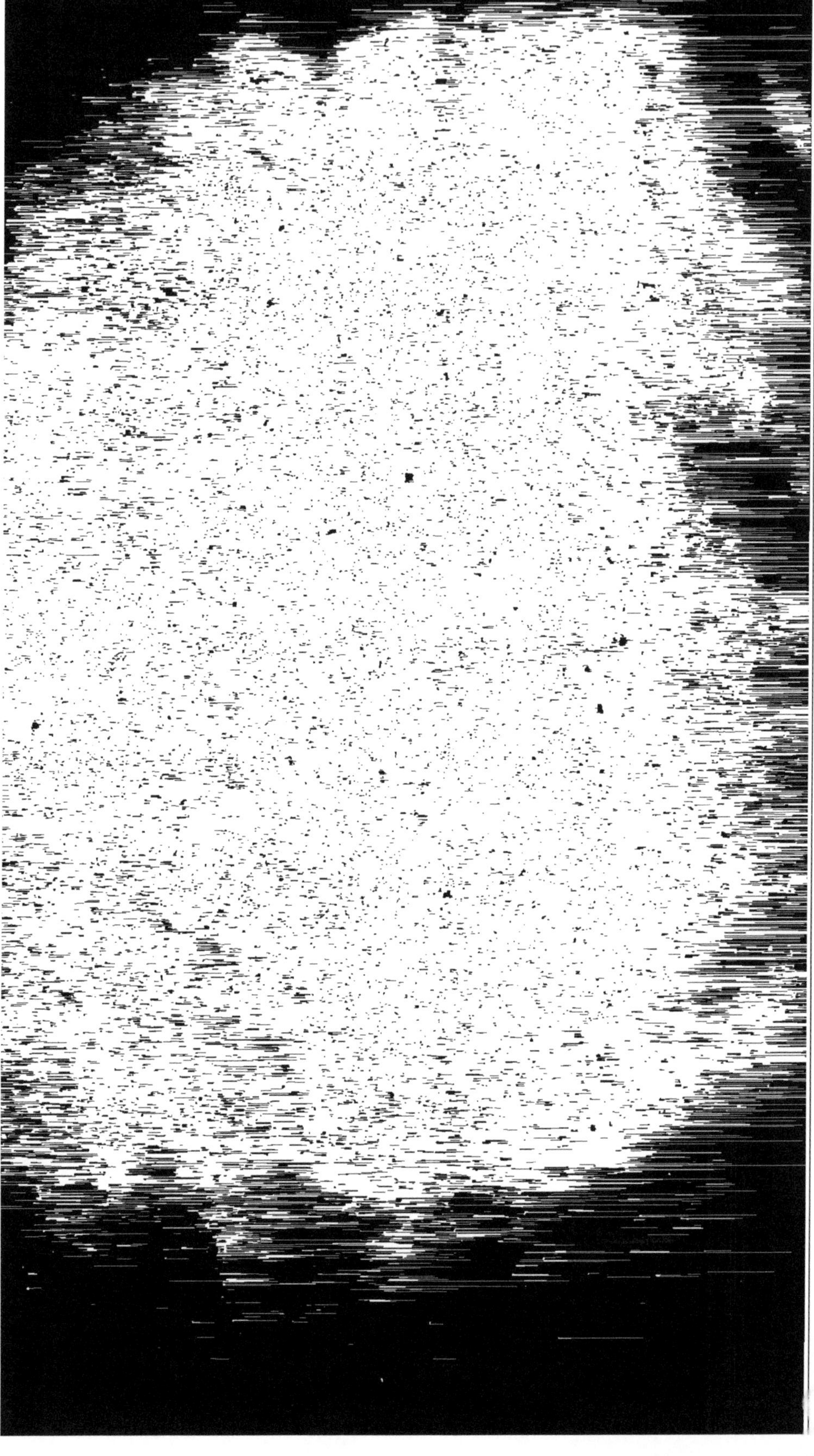

BIBLIOTHEQUE NATIONALE DE FRANCE
3 7531 03287149 4

www.ingramcontent.com/pod-product-compliance
Ingram Content Group UK Ltd.
Pitfield, Milton Keynes, MK11 3LW, UK
UKHW020200200726
13856UKWH00003B/1100